अपना व्यक्तित्व प्रभावशाली कैसे बनायें

प्रत्येक व्यक्ति के आकर्षक एवं प्रभावशाली व्यक्तित्व की पहचान कराकर ठोस आधार देने वाली पुस्तक।

I0243114

- व्यक्ति का चरित्र और व्यक्तित्व ही उसे सफल बनाने में सबसे बड़ा सहयोगी होता है। इसके विकास में जिज्ञासु मन का बहुत बड़ा हाथ रहता है।
- व्यक्ति की बातों से अधिक प्रभावशाली उसका चरित्र होता है, जो व्यक्तित्व में ही निहित है।
- आज की जटिल दुनिया में उन्नति के लिए व्यक्ति को अपने अन्दर व बाहर का ठोस निर्माण करना होता है।
- व्यक्ति के जीवन का वास्तविक उद्देश्य ही हर क्षेत्र में सफल होकर अपना गौरव बढ़ाना है।
- विलक्षण व्यक्तित्व के गुणों को समझाने और उन्हें निखारने की व्यावहारिक सलाह।
- आधुनिक पीढ़ी के लिए अनिवार्य पुस्तक।

आत्म-विकास की सर्वश्रेष्ठ पुस्तकें

- हाँ, तुम एक विजेता हो!
- जीवन में सफल होने के उपाय
- भयमुक्त कैसे हों
- धैर्य एवं सहनशीलता
- व्यवहार कुशलता
- निराशा छोड़ो सुख से जिओ
- खुशहाल जीवन जीने के व्यावहारिक उपाय
- साहस और आत्मविश्वास
- सार्थक जीवन जीने की कला
- मानसिक शान्ति के रहस्य
- सफल वक्ता एवं वाक प्रवीण कैसे बनें
- खुशी के सात कदम
- आत्म-सम्मान क्यों और कैसे बढ़ाएँ

देश-भर के रेलवे, रोडवेज़ तथा अन्य प्रमुख बुक स्टॉलों पर उपलब्ध हैं। अपनी मनपसन्द पुस्तकों की माँग किसी भी नजदीकी बुक स्टॉल से करें। यदि न मिलें, तो हमें पत्र लिखें। हम आपको तुरन्त भेज देंगे। इन पुस्तकों की निरन्तर जानकारी पाने के लिए विस्तृत सूची-पत्र मँगवाएँ या हमारी वेबसाइट देखें -

www.vspublishers.com

अपना व्यक्तित्व प्रभावशाली कैसे बनायें

उदय शंकर सहाय

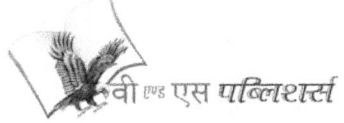
वी एण्ड एस पब्लिशर्स

प्रकाशक

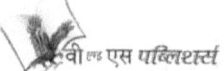
वी एस पब्लिशर्स

F-2/16, अंसारी रोड, दरियागंज, नयी दिल्ली-110002
☎ 23240026, 23240027 • *फैक्स:* 011-23240028
E-mail: info@vspublishers.com • *Website:* www.vspublishers.com

शाखा: हैदराबाद
5-1-707/1, ब्रिज भवन (सेन्ट्रल बैंक ऑफ इण्डिया लेन के पास)
बैंक स्ट्रीट, कोटी हैदराबाद-500 095
☎ 040-24737290
E-mail: vspublishershyd@gmail.com

वितरक:

▶ पुस्तक महल®
   बंगलुरू: ☎ 080-22234025
   पटना: ☎ 0612-3294193

▶ पी.एम. पब्लिकेशंस
   शोरुम : 10-बी, नेताजी सुभाष मार्ग, दरियागंज, नयी दिल्ली-110002
   ☎ 23268292, 23268293, 23279900
   दुकान : 6686, खारी बावली, दिल्ली-110006
   ☎ 23944314, 23911979

▶ यूनीकार्न बुक्स
   मुम्बई: ☎ 022-22010941 • *फैक्स:* 022-22053387

© **कॉपीराइट:** *वी एस पब्लिशर्स*

ISBN 978-93-814487-1-7

संस्करण: 2012

भारतीय कॉपीराइट एक्ट के अन्तर्गत इस पुस्तक के तथा इसमें समाहित सारी सामग्री (रेखा व छायाचित्रों सहित) के सर्वाधिकार प्रकाशक के पास सुरक्षित हैं। इसलिए कोई भी सज्जन इस पुस्तक का नाम, टाइटल डिजाइन, अन्दर का मैटर व चित्र आदि आंशिक या पूर्ण रूप से तोड़-मरोड़ कर एवं किसी भी भाषा में छापने व प्रकाशित करने का साहस न करें, अन्यथा कानूनी तौर पर वे हर्जे-खर्चे व हानि के जिम्मेदार होंगे।

मुद्रक: यूनिक कलर कार्टन, मायापुरी, नयी दिल्ली

दो शब्द

निश्चय ही चरित्र व्यक्तित्व का सर्वाधिक महत्त्वपूर्ण गुण है और यह बहुत से गुणों का मिश्रण है। आप अपने व्यक्तित्व का विकास करना चाहेंगे, तो आपको अपने भीतर उन सभी गुणों को रचा-बसा लेना होगा। यह आपके व्यक्तित्व पर निर्भर करता है। आपका व्यक्तित्व गुणों की खान होगा, तो आकर्षण का केंद्र भी बन जाएगा। आपको उसे निखारते जाना है। दिन-रात आप इसमें जुटे रहेंगे, तो कहीं भी नहीं चूकेंगे। हर तरह से समृद्ध और संपन्न व्यक्तित्व ही व्यक्ति को आगे बढ़ाता है, ऊंचा उठाता है और जीवन में सही मायने में सफल बनाता है।

वर्तमान संदर्भों में आप अपने व्यक्तित्व के निर्माण के प्रति सतर्क हैं, क्योंकि आपकी समझ में आ चुका है कि यह प्रभाव उत्पन्न करने का ज़माना है। आपको अपने भीतर ऐसी शक्ति का विकास करना होगा, जिससे दूसरों को प्रभावित कर सकें। यदि आप इसमें सफल हुए, तो समझिए कि आपने लक्ष्य बेध लिया। जीवन और जगत में उन्नति का यही एक ठोस और सही रास्ता है। लोग आपसे प्रभावित होंगे, तो आपका सम्मान करेंगे। आपको सिर-माथे पर बैठाएंगे। आपको वर्चस्व और वरीयता मिले, आप सर्वस्वीकार्य बन जाएं, यही आपकी अभिलाषा है और इसे ही प्राप्त करना है।

इस दिशा में आप कैसे अग्रसर होंगे और आपको क्या-क्या करना होगा? यही इस पुस्तक में प्रतिपादित किया गया है। वास्तव में पुस्तक के सभी पाठ व्यावहारिक हैं। इनमें बताया गया है कि आपके व्यक्तित्व में कौन-कौन से गुण हों और उन्हें आप किस तरह विकसित कर पाएंगे। इसके लिए सर्वप्रथम आत्मविश्वासी बनना होगा और आलस्य को एकदम त्याग देना होगा। आप जिज्ञासु प्रवृत्ति के रहेंगे और वर्तमान में जिएंगे, तो विचारों में दृढ़ता आएगी। विनम्रता, सहनशीलता, त्याग की भावना, कर्तव्य परायणता, प्रिय बोलना, देखना-परखना, अपने उद्देश्य की पहचान और अध्यवसाय के साथ-साथ नियमित कार्यक्रमों पर चलते रहेंगे, तो निश्चय ही एक दिन आप अपने प्रखर व्यक्तित्व

का निर्माण कर लेंगे। तब आप दुनिया के सामने दृढ़ इच्छा शक्ति एवं कौशल का प्रदर्शन कर अपने को महत्त्वपूर्ण सिद्ध कर सकेंगे। यही इस पुस्तक का उद्देश्य है।

> दृढ़ चरित्रबल के कारण ही व्यक्ति को सम्मान मिलता है। यही वह गुण है, जिसके कारण उसे लक्ष्य की प्राप्ति पर प्रशंसा मिलती है।
> —स्वेट मार्डेन

अंदर के पृष्ठों में

आत्मविश्वास से भरपूर रहिए	....	9
आलस्य को दूर भगाइए	....	17
हरदम जिज्ञासा जगाए रखिए	....	24
वर्तमान में जीना सीखिए	....	29
अध्यवसायी बनिए	....	34
व्यक्तित्व में विनम्रता लाइए	....	42
सहनशक्ति बढ़ाइए	....	50
ध्येय के लिए त्याग कीजिए	....	57
कर्तव्य का निर्धारण कीजिए	....	66
कठिनाइयों से मत भागिए	....	72
बुरे विचारों से बचिए	....	78
सम्मान दीजिए, सम्मान पाइए	....	91
प्रिय बोलिए, मधुर बोलिए	....	97
लीक से हटकर चलिए	....	110
देखना-परखना सीखिए	....	116
अपने उद्देश्य को जानिए	....	122
नियमित कार्यक्रम बनाइए	....	130
परोपकार की भावना रखिए	....	136
चारित्रिक पवित्रता बनाए रखिए	....	145

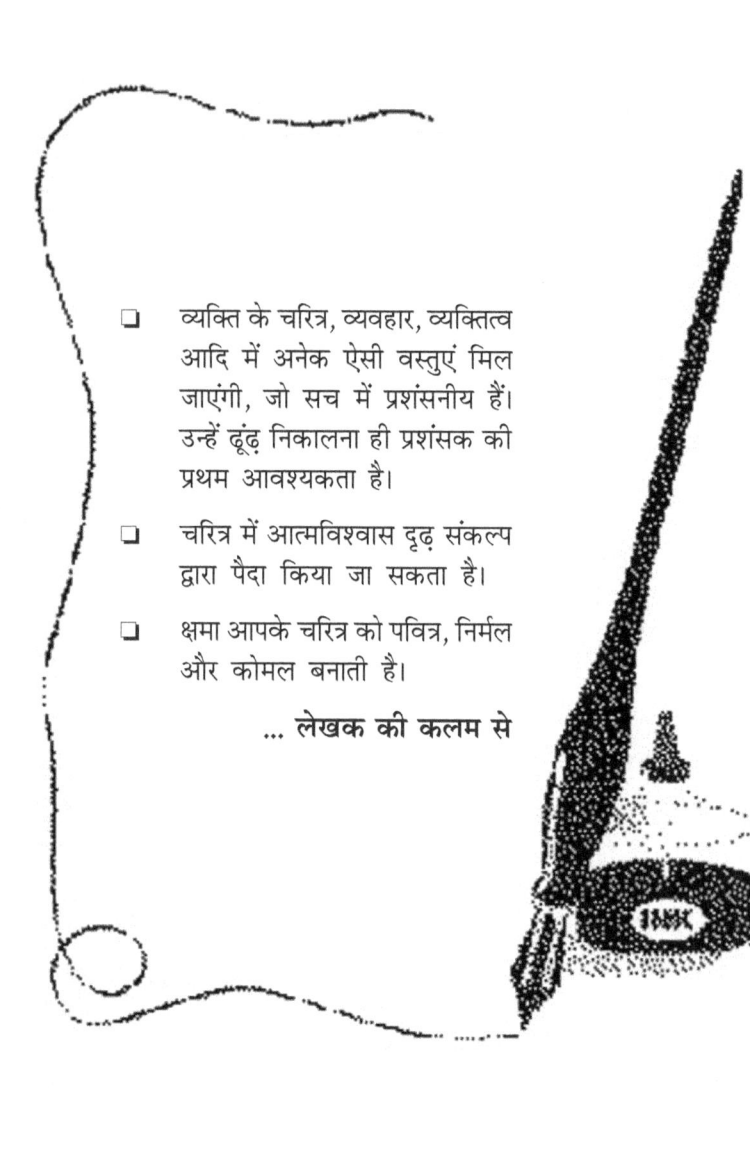

- व्यक्ति के चरित्र, व्यवहार, व्यक्तित्व आदि में अनेक ऐसी वस्तुएं मिल जाएंगी, जो सच में प्रशंसनीय हैं। उन्हें ढूंढ़ निकालना ही प्रशंसक की प्रथम आवश्यकता है।

- चरित्र में आत्मविश्वास दृढ़ संकल्प द्वारा पैदा किया जा सकता है।

- क्षमा आपके चरित्र को पवित्र, निर्मल और कोमल बनाती है।

... लेखक की कलम से

आत्मविश्वास से भरपूर रहिए

सभी चाहते हैं कि दूसरे व्यक्ति, जो भले ही उनसे संबंधित हों या न हों, मगर उन्हीं की इच्छा के अनुसार चलें। अपनी इच्छा, अपना आदर्श और विचार दूसरों पर बलपूर्वक लाद देना अथवा उन्हें बाध्य करना कि वे उनके विचारों को अपनाएं, एक सामान्य बात है। इस चारित्रिक दुर्बलता से अधिकांश व्यक्ति ग्रसित हैं। इससे व्यक्ति की स्वतंत्रता सदैव दांव पर लगी रहती है और वह अपनी इच्छानुसार अपने चरित्र का निर्माण नहीं कर पाता। माता-पिता अपना अधिकार समझते हैं कि उनकी संतान उनके ही आदर्शों को अपनाए, उन्हीं के विचारों से प्रेरित हो और उनके मनोनुकूल कार्य करे। कोई भी अपना अधिकार त्यागने को तैयार नहीं है। इससे अनेक सामाजिक समस्याएं उत्पन्न होती हैं। सामाजिक समस्याओं के साथ-साथ व्यक्ति के व्यक्तित्व और चरित्र के निर्माण पर भी बड़ा कुप्रभाव पड़ता है।

युवक-युवतियों के स्वावलंबी नहीं बन पाने का यह भी एक प्रमुख कारण है कि वे अपने माता-पिता द्वारा नियंत्रित होते रहते हैं। ऐसा करने से उन युवक-युवतियों के भीतर आत्मविश्वास की कमी हो जाती है। उनके भीतर चरित्र का स्वतंत्र और स्वच्छंद रूप से विकास नहीं हो पाता, जिससे उनके भीतर के अनेक गुण अविकसित ही रह जाते हैं। छोटे बालक-बालिकाओं को खाना-पीना, उठना-बैठना, चलना-फिरना, बोलना-चालना आदि सभी बातों को माता-पिता ही सिखाते हैं।

बालक-बालिकाओं को छोटी आयु से ही उंगली पकड़कर चलाया जाता है। यह प्रकृति का विधान है, क्योंकि यदि उस आयु में माता-पिता अथवा अभिभावक अपनी संतान को ऐसा नहीं सिखाएं, तो वह स्वयं नहीं सीख सकती है। परंतु धीरे-धीरे आयु बढ़ने के बाद जब उनकी संतान युवावस्था को प्राप्त कर लेती है, तब भी माता-पिता उनके साथ वैसा ही व्यवहार करते हैं, जैसा बच्चे के साथ करते थे।

आत्मविश्वास सरीखा दूसरा मित्र नहीं।

—*स्वामी विवेकानंद*

यही नहीं, वे अपना अधिकार समझ लेते हैं कि वे जैसा चाहेंगे, अपनी संतान को उसी स्थिति और परिस्थिति में रखेंगे। वे उन्हें सदैव अल्प आयु के बालक-बालिकाओं जैसा ही समझते रहते हैं। अपनी संतानों को यंत्रवत् बनाकर उन्हें बाध्य करते हैं कि वे सदैव उन्हीं के मनोनुकूल अथवा उनके विचारों के अनुकूल ही कार्य करें। उनका कर्तव्य सिर्फ कार्य करना है। विचार तथा निर्णय सभी उनके माता-पिता द्वारा ही निर्धारित किए जाते हैं। दूसरे शब्दों में, माता-पिता सदैव अपने पुत्र-पुत्रियों को अबोध बालक ही समझते रहते हैं, न उन्हें सोचने की स्वतंत्रता रहती है न मनोनुकूल कार्य करने की, बस यंत्रवत् आज्ञाकारी पुत्र-पुत्री बनकर रह जाते हैं वे। उपरोक्त विचारों का यह अर्थ नहीं है कि माता-पिता की आज्ञा का पालन करना अनुचित है। अपितु कहना यह है कि माता-पिता को चाहिए कि बच्चों की प्रतिभा का विकास स्वतः होने दें, तभी इसका उचित लाभ होगा और उन्हें अपने ऊपर विश्वास भी हो पाएगा।

माता-पिता का यह कर्तव्य है कि वे सचेत होकर अपने बच्चों का दूर से निरीक्षण करें। यदि संतान से भूल भी हो जाए, तो भी संतान का भला ही होगा, क्योंकि वे दूसरी बार भूल करने से स्वतः सावधान रहेंगे। परंतु जो संतान सिर्फ माता-पिता के ऊपर ही निर्भर हो जाती है, ऐसे युवकों का भविष्य घोर अंधकारमय बन जाता है। माता-पिता ऐसा सोचते हैं कि उनके द्वारा छोड़ी गई धनराशि से उनके पुत्र-पुत्रियों का जीवन सुखमय और सुविधायुक्त बन जाएगा, पर होता इसके विपरीत है। ऐसे युवक-युवतियों का भविष्य दुःखमय बन जाता है। माता-पिता के बाद जब उन्हें अपने जीवन के संबंध में स्वतंत्र निर्णय लेना पड़ता है, तो वे आत्मविश्वास की कमी के कारण कोई उचित निर्णय नहीं ले पाते हैं। अपने पूर्व के बीते हुए जीवन में सदैव किसी की सहायता प्राप्त करने वाले भविष्य में भी दूसरे की सहायता की अपेक्षा रखते हैं। बिना किसी दूसरे की सहायता के, वे अपने को असहाय और निर्बल समझने लगते हैं। एक छोटी-सी असफलता भी उन्हें अपने पथ से विचलित कर देती है। जीवन-भर उंगली पकड़ कर चलने वाले ऐसे युवक-युवतियों की दशा अत्यंत दयनीय हो जाती है और वे जीवन पथ पर निराश और असहाय होकर इधर-उधर से सहायता की अपेक्षा करते-फिरते हैं।

माता-पिता को चाहिए कि युवक-युवतियों को स्वतंत्र निर्णय लेने का अवसर प्रदान करें। यदि वे अपने निर्णय में कुछ भूलें भी करते हैं, तो उन्हें करने दें। **ठोकर खाना, गिरना, फिर उठना और चलना, यह तो प्रकृति का नियम है। जो गिरेगा**

आत्मविश्वास सफलता का प्रथम रहस्य है।
—इमर्सन

ही नहीं, वह उठेगा कैसे और आगे कैसे बढ़ेगा? तभी वे स्वतंत्र रूप से सोचेंगे और कार्य करेंगे। छोटी-मोटी असफलताओं के साथ वे स्वतः आत्मविश्वास उत्पन्न कर लेंगे और इच्छित परिणाम प्राप्त करने की दिशा में आगे बढ़ेंगे।

बिना आत्मविश्वास के व्यक्ति किसी विषय पर दृढ़ निश्चय नहीं कर पाता है। आत्मविश्वासी व्यक्ति सदैव अपनी शक्ति का उचित मूल्यांकन करता है और दृढ़ निश्चय करके कर्तव्य पथ पर आगे बढ़ता है। वह दूसरों की राय तो लेता है, किंतु स्वतंत्र रूप से जो उसे उचित लगता है, वही करता है। कुछ ऐसे व्यक्ति, जिन्हें उनके ऐसे विचार अच्छे नहीं लगते, उन्हें अभिमानी और हठी कहने लगते हैं।

आत्मविश्वास की कमी के कारण संशय, द्वंद्व और भय की उत्पत्ति होती है। व्यक्ति सोचता है कि वह यह कर पाएगा अथवा नहीं, वह सफल होगा अथवा असफल, आदि-आदि। असफलता का भय, प्रतिष्ठा का भय, समाज का भय आदि नाना प्रकार के भय से जैसे ही व्यक्ति प्रभावित होने लगता है, उसका परिणाम यह होता है कि वह कार्य प्रारंभ ही नहीं करता अथवा बीच में ही छोड़कर हट जाता है। जितने भी अन्वेषण, आविष्कार तथा महान् कार्य हुए हैं, उन सब के भीतर सफलता का मुख्य रहस्य आत्मविश्वास में ही छिपा है।

1942 में जब महात्मा गांधी ने यह नारा दिया कि 'अंग्रेजो भारत छोड़ो' उस समय किसी ने यह नहीं सोचा था कि उनके कहने-मात्र से ही अंग्रेज भारत छोड़कर चले जाएंगे। यह गांधी जी का आत्मविश्वास ही था कि इतने कष्टों और क्लेशों के उपरांत भी वह अपने विचार पर डटे रहे और सफलता उन्हें मिली। वास्कोडिगामा, कोलम्बस, मैगलेन, जेम्स कुक जैसे महान् नाविकों और अन्वेषकों के मात्र आत्मविश्वास, हिम्मत और दृढ़ संकल्प के कारण उनके नाम अमर हैं।

दृढ़ संकल्पी व्यक्ति में स्वतः आत्मविश्वास उत्पन्न हो जाता है। कुछ मूर्ख और अज्ञानी व्यक्ति उनसे इसलिए नाराज रहते हैं कि वे उनके विचारों पर नहीं चलते और उनको मान्यता नहीं देते। परंतु इतिहास में ऐसे उदाहरण भरे पड़े हैं, जब दृढ़ संकल्पी व्यक्तियों ने अपना सर्वस्व न्यौछावर करने के उपरांत भी दूसरों के विचारों को नहीं अपनाया। वे अपनी आलोचना और निंदा से नहीं घबराए, क्योंकि उनके भीतर आत्मविश्वास था। वे भली-भांति समझ रहे थे कि वे जो कुछ कह रहे हैं अथवा कर रहे हैं, वही उचित है। उन्होंने अपने विवेकी निर्णयों को सदैव उचित माना। संसार ने उन्हें पागल कहा, उनके विचारों को त्रुटिपूर्ण बताया। लोगों

आत्मविश्वास का अर्थ है, अपने काम में अटूट श्रद्धा।
—महात्मा गांधी

ने उन्हें प्रताड़ित किया, पर वे अपने मार्ग पर डटे रहे। अंत में विजय उन्हीं की हुई।

भारतीय इतिहास में अंग्रेजों के विरुद्ध स्वतंत्रता संग्राम में ऐसे अनेक क्रांतिकारी शहीदों के नाम अमर हैं, जिन्हें अंग्रेजों ने स्पष्ट कह दिया था कि यदि वे मात्र इतना ही कह दें कि उनसे भूल हुई है, तो उन्हें क्षमादान दे दिया जाएगा, पर उन्होंने ऐसा कहना उचित नहीं समझा।

ईसा और सुकरात जैसे महान् व्यक्तियों ने हंसते-हंसते अपने प्राण दे दिए, पर अपना दृढ़ निश्चय नहीं बदला। लोग उन्हें गलत ही कहते रहे, परंतु उनके मरने के उपरांत आज उन्हें ही उचित माना जाता है और जिन लोगों ने उन्हें यंत्रणाएं और सजाएं दी थीं, उन्हें गलत माना जाता है।

जहां दृढ़ संकल्प है, आत्मविश्वास है, वहां भय का कोई स्थान नहीं। जब व्यक्ति अपने विवेकपूर्ण निर्णय लेकर दृढ़ संकल्प और आत्मविश्वास के साथ सत्य पथ पर आगे बढ़ता है, तो भय का अंधकार उसके भीतर प्रज्वलित हो रहे इन सद्गुणों के दीपक के प्रकाश से हट जाता है। उसका पथ आलोकित हो जाता है और वह निर्भय होकर आगे बढ़ता जाता है। ऐसे व्यक्तियों को न मृत्यु का भय रहता है और न प्रतिष्ठा खोने का भय। उन्हें इसकी चिंता ही नहीं रहती है कि दूसरे लोग उनके संबंध में क्या कहते हैं। वे अपने पथ पर बढ़ते ही चले जाते हैं।

दूसरे लोग आपके विषय में क्या कहते हैं, इसे जानने की परवाह मत कीजिए। इससे आपके भीतर भय की उत्पत्ति होती है। भय आपका बहुत बड़ा शत्रु है। सफलता की दौड़ में अनेक व्यक्ति असफल हो जाते हैं क्योंकि वे सदैव यही सोचते रहते हैं कि उनके द्वारा किए गए कार्यों के लिए दूसरे क्या सोचते हैं, दूसरे क्या विचार रखते हैं। साधारण व्यक्ति किसी बात का निर्णय लेते समय अपने विवेक का उपयोग नहीं करते हैं और ऐसा सोचते हैं कि पूर्व के सफल अथवा प्रसिद्ध व्यक्तियों ने ऐसा किया है, इसलिए मुझे भी ऐसा करना चाहिए। यह भी सोचते हैं कि यदि मैं ऐसा करूंगा, तो लोग मुझे अच्छा कहेंगे, इसलिए मुझे ऐसा करना चाहिए। ऐसा सोचना व्यक्ति की एक बहुत बड़ी निर्बलता है, जो उसे विवेकशून्य, भययुक्त और आत्मविश्वास रहित बना देती है। अपने विचारों में थोड़ा परिवर्तन कीजिए। परमात्मा की सत्ता पर विश्वास कीजिए। विवेक वह अनमोल वस्तु है, जो उसने आपको प्रदान की है, उसका उपयोग कीजिए।

आत्मविश्वास ही भावी उन्नति का मूल है।

—स्वामी विवेकानंद

स्वयं लेने वाले निर्णयों को पहले अपने विवेक के तराजू पर तौलिए, तभी उन्हें स्वीकार कीजिए। अमुक ने ऐसा किया, इसलिए आपको भी ऐसा करना चाहिए, इस विचार से बचिए। यदि आपको ऐसा लगे कि आपका निर्णय विवेकपूर्ण है, उचित और दूसरों के लिए उपयोगी है, तो असफलता और दूसरों की निंदा की परवाह किए बिना संशय और द्वंद्वरहित होकर, दृढ़ संकल्प के साथ अपनी योजना पर आगे बढ़िए। लक्ष्य जितना महान् होता है, उसकी प्राप्ति में उतना ही अधिक समय लगता है। शीघ्र ही सफलता पाना सबके लिए संभव नहीं होता। कितने लोगों ने तो आजीवन संघर्ष किया। किसी ने उन्हें सफल नहीं कहा। परंतु मरणोपरांत आज सभी उन्हीं के गीत गाते हैं, उनका आदर और सम्मान करते हैं तथा सफल व्यक्तियों की सूची में उनका नाम अंकित करते हैं। महात्मा बुद्ध, ईसा, सुकरात जैसे अनेक व्यक्ति इतिहास में अपने संघर्षपूर्ण जीवन और सफलताओं के कारण अमर हैं।

महात्मा बुद्ध जब अपना धर्म फैला रहे थे, गांव-गांव जाकर लोगों को कष्ट और क्लेश से मुक्ति का उपाय बता रहे थे, तो उस काल के प्रबुद्ध ब्राह्मणों ने उनके सिद्धांतों का घोर विरोध किया। कई स्थानों पर वाद-विवाद और तर्क-वितर्क भी हुए। कहीं-कहीं तो उन्हें विषम परिस्थितियों का सामना भी करना पड़ा, परंतु उनके भीतर के आत्मविश्वास, दृढ़ संकल्प तथा परोपयोगी विचारों ने उन्हें अपूर्व शक्ति प्रदान की और वे अपने महान् कार्य में सफल हुए।

चरित्र में आत्मविश्वास दृढ़ संकल्प द्वारा पैदा किया जा सकता है। इसी संदर्भ में एक मध्यकालीन ऐतिहासिक उदाहरण आपको अवश्य याद होगा—

1761 ई. में पानीपत की तीसरी लड़ाई में अहमदशाह अब्दाली के विरुद्ध युद्ध में मराठे पराजित हो गए थे। अहमदशाह अब्दाली विजयी हुआ। दस हजार मराठे सैनिकों का सेनापति इब्राहीम गार्दी घायल अवस्था में बंदी बना लिया गया। वह एक देशभक्त मुसलमान था और उसके भीतर देश की सेवा का दृढ़ संकल्प विद्यमान था। आत्मविश्वास इतना कि पराजय के उपरांत भी पुनः युद्ध में विजय पाने की लालसा मन से निकाल नहीं पाया। अत्यधिक घायल अवस्था में उसे बंदी बनाकर अहमदशाह के समक्ष प्रस्तुत किया गया। वह मुसलमान था, इसलिए अहमदशाह अब्दाली उसे क्षमा दान देना चाहता था, परंतु वह चाहता था कि मराठों की ओर से लड़ने की वह अपनी भूल स्वीकार करे और पुनः उनकी सेना में कार्य न करने

आत्मविश्वास में वह शक्ति है, जिससे मनुष्य हजारों विपत्तियों का सामना अकेला कर सकता है।   —स्वेट मार्डेन

का आश्वासन दे। परंतु वीर इब्राहीम गार्दी ने स्पष्ट रूप से कह दिया कि वह अपनी मातृभूमि के लिए प्राण दे देगा, किंतु जो कुछ उसने किया है, उसे एक भूल नहीं मानेगा। उसने बहुत सोच-समझकर आत्मविश्वास के साथ अपना कदम उठाया है। वह उसे अनुचित मानने को तैयार नहीं है। अब्दाली उसे अपनी सेना में उच्च पद पर नियुक्त करना भी चाहता था, क्योंकि वह बड़ा वीर और उस समय की युद्ध कला में पूर्णतः निपुण था।

आत्मविश्वासी और दृढ़ संकल्पी इब्राहीम गार्दी ने अहमदशाह अब्दाली के दंड और पुरस्कार की परवाह किए बिना अपने निर्णय को उचित बताया और उस पर अटल रहा। उस वीर योद्धा ने कहा— ''यदि मैं स्वस्थ हो गया, तो पुनः सेना इकट्ठी कर अपने देश की स्वतंत्रता के लिए इसी पानीपत के मैदान में युद्ध करना पसंद करूंगा।'' उसमें इतना अधिक आत्मविश्वास था कि वह ऐसा समझ रहा था कि यदि वह पुनः सेना इकट्ठी कर युद्ध के मैदान में लड़ेगा, तो निश्चय ही सफल होगा। तभी तो उसने कहा कि वह पुनः युद्ध करेगा और उसके जैसे विदेशियों को देश से बाहर निकाल देने का संकल्प भी दुहराया। परिणाम तो वही हुआ, जो ऐसे मामलों में होता है। इब्राहीम गार्दी पहले से ही यह जानता था कि यदि वह अहमदशाह की बात नहीं मानेगा, तो उसे मृत्युदंड दे दिया जाएगा। क्रोधित अहमदशाह अब्दाली ने अपनी पूरी सेना के समक्ष उसके दोनों हाथ, दोनों पैर और अंत में गला भी धड़ से अलग करवा दिया, किंतु इब्राहीम गार्दी के आत्मविश्वास को वह न जीत सका, न ही तोड़ सका। यह होता है दृढ़ संकल्प और आत्मविश्वास!

आत्मविश्वास से ही आत्मनिर्भरता उत्पन्न होती है। आत्मनिर्भरता यानी स्वयं अपने आप पर निर्भर रहना अर्थात् दूसरों की सहायता के बिना अपने संपूर्ण कार्यों को संचालित करना। एक आत्मविश्वासी व्यक्ति स्वावलंबी भी होता है। वह दूसरों से सहायता की अपेक्षा नहीं करता और अपने दृढ़ संकल्प पर आगे बढ़ता जाता है। कार्य छोटा हो अथवा बड़ा, जब व्यक्ति आत्मविश्वास के साथ किसी कार्य को प्रारंभ करता है, तो उसमें उसे निश्चय ही सफलता मिलती है। आत्मविश्वास एक अदृश्य शक्ति है, जो व्यक्ति को सफल बनाने में सबसे अधिक सहयोगी होती है। बिना आत्मविश्वास के आप कभी भी सफल नहीं हो सकते। कार्य साधारण हो अथवा महान्, संशय, द्वंद्व और भय से प्रभावित होकर किया गया कार्य कभी भी पूर्ण नहीं होता। नदी को तैर कर पार करने वाले यह भली-भांति जानते हैं कि जिसमें आत्मविश्वास की कमी होगी, वह बीच में ही डूब जाएगा। व्यक्ति की शारीरिक

महान् कार्य करने के लिए पहली जरूरी चीज है–आत्मविश्वास।
—जानसन

शक्ति से प्रबल और शक्तिशाली है यह आत्मविश्वास की शक्ति। यह उसके भीतर एक ऐसी ऊर्जा उत्पन्न करती है, जो कार्य को संपन्न करने में उसे सदैव सहयोग देती रहती है। आत्मविश्वासी व्यक्ति के लिए कुछ भी असंभव नहीं है।

आप बड़ी सरलता से आत्मविश्वास करना सीख सकते हैं। किसी महान् कार्य को प्रारंभ करते समय अपने विचारों को सदैव आत्मविश्वास से ओत-प्रोत रखिए, क्योंकि यदि आपके विचार प्रारंभ से ही आत्मविश्वास से पूर्ण रहेंगे, तो आप निश्चय ही कार्य को समाप्त करने में सफल हो पाएंगे। व्यक्ति के थकने, ऊबने और विचार बदल देने का मुख्य कारण उसके भीतर आत्मविश्वास की कमी ही रहती है। जब उसका आत्मविश्वास डगमगाने लगता है, तब वह उस कार्य से ऊबने लगता है, और उसे थकावट अनुभव होने लगती है। वह जल्दी ही उस कार्य को छोड़कर भागना चाहता है। उसे असफलता का भय हो जाता है। इसके विपरीत एक आत्मविश्वासी व्यक्ति न थकता है, न ऊबता है और न कार्य को बीच में ही छोड़ने की बात सोचता है। उसे अपनी शक्ति पर पूरा विश्वास रहता है कि वह कार्य को पूर्ण कर पाएगा और होता भी वही है।

मात्र आत्मविश्वासी व्यक्ति ही यह जानता है कि परमात्मा ने उसे किसी से भी व किसी प्रकार से निर्बल, असहाय और अपूर्ण नहीं बनाया है। वह जो कार्य करना चाह रहा है, उसके लिए उसके पास शक्ति और पर्याप्त ज्ञान है। ऐसा व्यक्ति कभी भी संशय और द्वंद्व के बीच नहीं फंसता। छोटी-मोटी असफलताएं भी उसे मार्ग से विचलित नहीं कर सकती हैं। वह अपने कार्य में तन-मन से जुटा रहता है और सफलता उसी को मिलती है।

धन हो अथवा ज्ञान, उपार्जन हो या अन्य कोई अर्जन, आत्मविश्वास के बिना कुछ भी संभव नहीं है। जो निर्धन हैं, उनकी निर्धनता का मुख्य कारण उनके भीतर धन उपार्जन करने की योजनाओं के प्रति आत्मविश्वास की कमी है। जो अज्ञानी हैं, वे ऐसा मान बैठे हैं कि धन उनके भाग्य में नहीं है। अपने भीतर के आत्मविश्वास को जगाइए। परमात्मा पर विश्वास कीजिए। उसने कभी कोई अन्याय नहीं किया है। विश्व के कोटि-कोटि व्यक्तियों से आपको किसी प्रकार कुछ कम नहीं दिया है। आप किसी से भी कम भाग्यशाली नहीं हैं, क्योंकि आप पर परमात्मा की असीम कृपा है। अपने अंतर्निहित गुणों का विकास कीजिए, यह कार्य आपको स्वयं करना होगा। परमात्मा ने तो सभी गुणों के बीज आपमें डाल रखे हैं, उन्हें अंकुरित करना

यदि तुम अपने विश्वास पर रुको, तो दूसरे प्राणी भी तुममें विश्वास करने लगेंगे। —गेटे

और बढ़ाना आपका दायित्व है। अपने दायित्व से न भागिए। दायित्व को पूरा करने का संकल्प कीजिए। कोई महान् कार्य प्रारंभ कीजिए। आत्मविश्वास, दृढ़ संकल्प, एकाग्रता, धैर्य जैसे गुणों को अपने भीतर बढ़ाइए। जब कोई दूसरा व्यक्ति कोई कार्य कर सकता है, तो आप भी उसे अवश्य पूर्ण कर सकते हैं।

हीनता की भावना से स्वयं को मुक्त कीजिए। यह आत्मविश्वास का सबसे बड़ा शत्रु है। अपनी मन:स्थिति को बदलते हुए सोचिए, आप हीन हैं ही नहीं। आप में और किसी दूसरे व्यक्ति में कोई अंतर नहीं है, फिर आप उनकी भांति किसी महान् कार्य को क्यों नहीं कर पाएंगे? **पूर्ण आत्मविश्वास के साथ अपने चरित्र का निर्माण कीजिए, बढ़ाइए अपने आत्मविश्वास को, तब आपके लिए कुछ भी असंभव नहीं रह जाएगा। आपकी इच्छाएं प्रबल बनेंगी और आपको सफलता अवश्य मिलेगी।**

आत्मविश्वास का अभाव ही सभी अंधविश्वासों का जनक है।
—ओशो

आलस्य को दूर भगाइए

प्रकृति में विद्यमान एक सामान्य नियम है। वह है जड़ता का नियम। यह नियम मात्र प्रकृति में ही नहीं, अपितु मनुष्य में भी विद्यमान है। इसी जड़ता के नियम से उत्पन्न होता है आलस्य। व्यक्ति के भीतर उत्पन्न हो रही ऐसी प्रवृत्ति जो उसे कर्तव्य पथ की ओर से विमुख कर उद्यमहीन बनाती हो, उसे आलस्य कहते हैं। यह एक प्राकृतिक प्रवृत्ति है। मनुष्य ही नहीं, प्रत्येक प्राणी में गतिहीनता, जड़ता और काम से बचने की स्वाभाविक प्रवृत्ति होती है। साधारणतः किसी वस्तु में एक स्थिति से दूसरी स्थिति में परिवर्तन की स्वतः प्रवृत्ति नहीं होती, जब तक कि कोई बाह्य ऊर्जा उक्त वस्तु की स्थिति को बदलने में प्रभावकारी नहीं होती हो, अर्थात् वस्तु अपनी पहले की अवस्था में ही रहना पसंद करती है।

यही नियम मनुष्य के साथ भी लागू है। जब व्यक्ति किसी एक स्थिति में रहता है अथवा कोई कार्य करता है, तो वह अपनी उस स्थिति को बदलकर दूसरी स्थिति में एवं किसी अन्य दूसरे कार्य में अपने को लगाने की ओर प्रवृत्त नहीं होता और न होना चाहता है। धीरे-धीरे एक ऐसी स्थिति आ जाती है, जब साधारणतः व्यक्ति उत्पादक कार्यों से अलग होकर अनुत्पादक कार्यों में लीन हो जाता है। वह यथार्थ में कर्म करने की अपेक्षा कल्पना के महल बनाने में अधिक रुचि लेने लगता है। धीरे-धीरे यह प्रवृत्ति व्यक्ति के लिए ऐसी मोहक बन जाती है कि उसे अकर्मण्यता और निष्क्रियता की ओर ढकेल देती है। तब व्यक्ति आलस्य की चपेट में ऐसा फंस जाता है कि उससे निकलना असंभव हो जाता है, क्योंकि व्यक्ति को इसी स्थिति में आनंद आने लगता है।

व्यक्ति अपनी अज्ञानता के कारण आलस्य के प्रति मोहित हो जाता है और स्वयं को घोर अंधकार में फंसाए रखता है। जब व्यक्ति की विवेक शक्ति अज्ञानता से

आलस्य परमेश्वर के दिए हाथ-पैरों का अपमान है।
—अज्ञात

ढक जाती है, तब वह स्वयं को व्यर्थ के कार्यों में लगाता है, परंतु जब यही अज्ञान उसकी आत्मा और सभी इंद्रियों की चेतन शक्ति को भी आच्छादित कर लेता है, तब व्यक्ति आलस्य और निद्रा से अभिभूत हो जाता है।

निद्रा स्वास्थ्य के लिए परम आवश्यक वस्तु है। पर जब यह आवश्यकता से अधिक बढ़ जाती है, तब यह आलस्य का रूप धारण कर लेती है और व्यक्ति को मोहित कर उसके ज्ञान को समाप्त कर देती है। आलस्य के अनेक रूपों में निद्रा भी एक महत्त्वपूर्ण रूप है।

आलस्य की चरम स्थिति को प्राप्त कर व्यक्ति कामचोर और निकम्मा बन जाता है। वह कोई कार्य करना ही नहीं चाहता। जिस स्थिति में है, उसी स्थिति में रहना पसंद करता है। उसके नित्य शारीरिक कर्म भी अनियमित हो जाते हैं। कर्म में रुचि नहीं रहने के कारण कर्मफल में भी वह रुचि नहीं रख पाता है। इसी कारण उसकी कामना शक्ति शिथिल पड़ जाती है। भोग के प्रति भी वैसे व्यक्ति के भीतर अन्य व्यक्तियों के लिए कम उत्साह रहता है। जहां दूसरे व्यक्ति सुख, धन, विलासिता की ओर अत्यधिक आकर्षित रहते हैं, इसके लिए प्रयास करते हैं, वहीं आलसी व्यक्ति विलासिता और धन के लिए भी निष्क्रिय और उदासीन रहता है।

यह व्यवहार धीरे-धीरे उसके भीतर से इन वस्तुओं की इच्छा को भी समाप्त करता जाता है। इसे मात्र आलस्य में ही आनंद की प्राप्ति होती है। घंटों तक एक स्थिति में ही बैठे रहना, लेटे रहना अथवा निष्क्रिय रहना उसकी जीवनचर्या बन जाती है। चलना-फिरना भी उसे अच्छा नहीं लगता। कुछ आलसी व्यक्तियों की रुचि व्यर्थ के बकवादों में हो जाती है। वह अपना अधिकाधिक समय अनाप-शनाप बातों, गप्प अथवा परनिंदा में व्यतीत करने लगता है। परंतु इन सबसे अधिक उसे आनंद का अनुभव तब होता है, जब वह अपनी इंद्रियों को पूर्णतः निष्क्रिय कर शरीर, मन एवं मस्तिष्क को शिथिल कर पूर्ण जड़ता की अवस्था में पड़ा रहना चाहता है।

ऐसे व्यक्ति की रुचि न किसी की भलाई में रहती है, न ही किसी की बुराई में। वह स्वयं को जड़ता की उस स्थिति तक ले जाता है, जहां उसकी इच्छाएं, उसके विचार, सभी शून्य हो जाते हैं। उसका मस्तिष्क घटनाओं से उद्वेलित नहीं होता। उसके मस्तिष्क की निष्क्रियता और शून्यता, उद्वेग हीनता और उसकी सभी वस्तुओं से असंबद्धता को देखकर कभी-कभी दूसरे व्यक्ति उसे शांतिप्रिय तथा सज्जन मानने

आलस्य में जीवन बिताना आत्महत्या के समान है।
—सुकरात

लगते हैं। परंतु यह उनका मर्म है। वस्तुतः वह व्यक्ति आलस्य के वशीभूत होकर किसी काम के योग्य ही नहीं रह गया है। उसके जीवन में उन्नति, ख्याति और समृद्धि जैसी वस्तुओं का कोई स्थान ही नहीं रह गया है। यही तो जड़ता की चरम स्थिति है।

शांति और जड़ता

सामान्यतः महाज्ञानी और महाअज्ञानी की स्थिति एक-सी लगती है, परंतु वास्तविकता इससे भिन्न है। **ज्ञानी पूर्णता को प्राप्त कर शांत और स्थिर बन जाता है। बड़ी-से-बड़ी उत्तेजित घटनाएं भी उसे आंदोलित नहीं कर पातीं। उसका मस्तिष्क अनेक उद्वेगों के बीच भी शांत रहता है।** उनकी सारी क्रियाएं इतनी सहज और स्वचालित होती हैं कि उन्हें कर्तापन का बोध ही नहीं होता। उन क्रियाओं के संचालन में कोई अवरोध भी उत्पन्न नहीं होता। वैसे व्यक्ति की उपस्थिति मात्र से ही सारा वातावरण सूर्य की भांति आलोकित हो उठता है। उनके कुछ कहने अथवा न कहने से भी दूसरे इतने प्रभावित हो जाते हैं कि शांति का अनुभव करने लगते हैं। मात्र उनकी उपस्थिति ही अन्य व्यक्ति में शांति और प्रेरणा प्रदान करती है। शांति का अर्थ कभी अक्रियाशील रहना नहीं होता। ऐसे व्यक्ति जो शांति को प्राप्त कर लेते हैं, सदैव शांत और क्रियाशील रहते हैं, क्योंकि शांति प्राप्त करने का मार्ग क्रियाशीलता से होकर गुजरता है।

जहां आलसी व्यक्ति जड़ता से निकलकर क्रियाशीलता में आना ही नहीं चाहता, वहीं दूसरे व्यक्ति अत्यधिक क्रियाशील रहने के कारण जड़ता से मुक्त हो पाते हैं और वे मात्र अपनी क्रियाशीलता के कारण ही शांति की ओर अग्रसर होते हैं। देखने में एक जैसी स्थिति लगने के उपरांत भी आलसी व्यक्ति कभी भी शांति की स्थिति में नहीं जा सकता, क्योंकि जड़ता से शांति में जाने के लिए उसे अत्यधिक क्रियाशील बनना पड़ता है। **शांति दिव्य प्रकाश है और आलस्य घोर तम। हम न तो अत्यधिक प्रकाश में ही कुछ देख सकते हैं और न अत्यधिक अंधकार में ही।** ऐसी स्थिति में साधारण व्यक्ति शांति और जड़ता के अंतर को समझ नहीं पाते और वे जड़ता को ही महाशांति समझ लेते हैं।

प्रकृति में सदैव विद्यमान होने के कारण आलस्य प्रत्येक मनुष्य में किसी-न-किसी मात्रा में रहता ही है। पर जब व्यक्ति में इसकी मात्रा बढ़ जाती है, वह आलसी बन जाता है। और तब वह अपने-अपने परिवार और समाज के लिए अनेक समस्याएं

आलस्य वह रोग है, जिसका रोगी कभी नहीं संभलता।
—प्रेमचंद

उत्पन्न करता जाता है। कर्म की कठोरता, श्रम से भागने की इच्छा, इंद्रियों को निष्क्रिय रखने का विचार, सब मिलकर व्यक्ति को कामचोर एवं निकम्मा बना देते हैं। वह बिना कुछ किए ही सुख और समृद्धि की लालसा करने लगता है, तब उसके भीतर छल और कपट की उत्पत्ति होती है। परिवार में और समाज में सभी जगह और सभी से वह बिना कुछ किए ही सब कुछ पा लेना चाहता है। औरों के समक्ष वह एक अनुचित उदाहरण भी प्रस्तुत करता है कि बिना कुछ किए हुए ही सब कुछ प्राप्त किया जा सकता है।

हमारी अधिकांश युवा पीढ़ी ऐसे ही उदाहरणों से प्रभावित होकर बिना श्रम किए ही समृद्ध बनने की बात सोचती है, जिसके कारण समाज में अनेक समस्याएं उत्पन्न होती हैं। आलसी व्यक्ति अपने इस संक्रामक रोग को धीरे-धीरे अपने परिवार में फैलाता है, फिर उसके संपर्क में आने वाले लोगों को भी इस संक्रामक रोग के कीटाणु धर दबोचते हैं। वह स्वयं तो निष्क्रिय और व्यर्थ की बातों में अपना समय व्यतीत करता तो है ही, औरों को भी अपने साथ गप्प, आराम तथा परनिंदा में सम्मिलित कर लेता है। इस तरह आलसियों की एक चौकड़ी भी बन जाती है। ऐसी छोटी-मोटी टोलियां प्रत्येक टोले, मुहल्ले और गांव में आपको दिखाई दे जाएंगी। आलसी व्यक्ति न तो स्वयं कुछ करता है और न चाहता है कि दूसरा कुछ करे। ऐसे लोग अपना संपूर्ण समय व्यर्थ व्यतीत करते हैं। उनके मस्तिष्क का उचित दिशा में उतना विकास नहीं हो पाता, जितना होना चाहिए था। शरीर को उचित व्यायाम नहीं मिल पाने के कारण आलस्य अनेक शारीरिक रोगों को उत्पन्न करता है, जिनमें मधुमेह, गठिया, जोड़ों में दर्द, सोने की बीमारी आदि प्रमुख हैं।

आलस्य का ही एक रूप है अतिशय निद्रा, जो व्यक्ति के समय का सबसे अधिक दुरुपयोग कराने वाली एक महान् व्याधि है। यद्यपि सोना एक मानसिक क्रिया है और इसका सीधा प्रभाव हमारे मस्तिष्क पर पड़ता है। आवश्यकता से कम सोने से अनेक मानसिक विकार और बीमारियां पैदा होती हैं, परंतु आवश्यकता से अधिक सोना भी व्यक्ति के लिए कम हानिकारक नहीं है। अत्यधिक निद्रा शारीरिक रूप से उसे अक्षम बनाती है, उसके समय का अत्यधिक दुरुपयोग करवाती है। समय का उचित उपयोग नहीं करने के कारण इसका सीधा प्रभाव व्यक्ति की कार्यशीलता पर पड़ता है और वह उन्नति, ख्याति, समृद्धि की दौड़ में बहुत पीछे रह जाता है।

> जो कुछ भी नहीं करता, केवल वही आलसी नहीं है, बल्कि आलसी वह भी है, जो अपने काम से भी अच्छा काम पा सकता था।
> *—सुकरात*

आजकल नई पीढ़ी के युवाओं में अधिक सोने की प्रथा बहुत तीव्रता से प्रचलित होती जा रही है। एक व्यक्ति यदि मात्र एक घंटा ही आवश्यकता से अधिक सोता है, तो वह अपने जीवन के लगभग तीन-चार वर्ष व्यर्थ ही गंवा देता है।

कुछ आलसी व्यक्ति व्यर्थ के मनोरंजन पर अपना अधिक समय नष्ट करते हैं। मनोरंजन का व्यक्ति के जीवन में बहुत महत्त्वपूर्ण स्थान है। थोड़ी सावधानी से हम अपने लिए और अपने परिवार के लिए ऐसे सरल मनोरंजन का चयन कर सकते हैं, जो लाभप्रद और बच्चों के लिए शिक्षाप्रद भी हो। जैसे कम आयु से ही बच्चों में प्रकृति की ओर आकर्षित होने की प्रवृत्ति डालनी चाहिए। किसी अच्छी पुष्पवाटिका की सैर, नदी अथवा समुद्र के किनारे थोड़ी देर टहल लेना, अपने घर में ही फूलों और छोटे-मोटे पौधों की बागवानी में समय लगाना, कोई अच्छी ज्ञानवर्द्धक या मनोरंजक पुस्तक पढ़ लेना, हंस-बोल लेना, संगीत तथा चित्रकारी जैसे मनोरंजन के अनेक अच्छे साधनों का उपयोग करना, आदि। यदि बालकों की रुचि प्रारंभ से ही इस ओर कर दी जाए, तो भविष्य में काफी लाभप्रद होगी। किंतु आलसी व्यक्ति ऐसे सुंदर और सरल मनोरंजनों की ओर से अपना ध्यान हटाकर एवं निष्क्रिय बनकर एक ही स्थान पर बैठा-बैठा कुछ अन्य आलसियों के साथ ''निन्दा स्तुति जन की, और वार्ता वधु धन की'' में ही अपना समय व्यतीत करता है।

आलस्य नहीं, विश्राम अवश्य करें

शारीरिक अथवा मानसिक कार्यों के उपरान्त व्यक्ति के लिए थोड़ा विश्राम अथवा मनोरंजन अति आवश्यक है। साधारणतः एक कार्य को अधिक देर तक करने से अथवा एक ही कार्य में अत्यधिक व्यस्त रहने से व्यक्ति का मन ऊबने लगता है, उसे थकान हो जाती है। इससे बचने के लिए थोड़ा विश्राम, मनोरंजन अथवा अपने को किसी दूसरे कार्य में लगा देना आवश्यक हो जाता है। ऐसा करने से व्यक्ति व्यय हुई ऊर्जा की क्षतिपूर्ति बड़ी सरलता से कर लेता है तथा अपने कार्यों में नए उत्साह और उमंग के साथ लग सकता है। ऐसे विश्राम और मनोरंजन को आलस्य की श्रेणी में नहीं रखा जाना चाहिए। ऐसा विश्राम और मनोरंजन निश्चय ही व्यक्ति को आनंद, ऊर्जा, उमंग और उत्साह प्रदान करता है।

कोई भी आलसी मनुष्य कभी महान् नहीं बन सकता। जो अपने समय का एक क्षण भी व्यर्थ नहीं गंवाते, वे ही संसार में हलचल मचाते हैं।
–सेमुअल स्माइल्स

मन को कार्य के अनुरूप बनाएं

प्रकृति ने व्यक्ति में ऊर्जा का निर्माण उसे कर्म करने के लिए ही किया है। कार्यों में शीघ्र थक जाना, उससे ऊब जाना इस बात का द्योतक है कि व्यक्ति कार्य को बोझ समझकर कर रहा है। तब व्यक्ति की स्थिति उस कोल्हू के बैल की भांति हो जाती है, जो कार्य तो करता रहता है, परंतु उसमें उसकी रुचि एकदम नहीं रहती। यह अति आवश्यक है कि हम अपनी रुचि और इच्छा के अनुरूप ही कार्यों का चयन करें। परंतु जब किसी कारणवश हमें अपनी रुचि और इच्छा के अनुरूप कार्य नहीं मिल सके, तो हमें अपनी रुचि, इच्छा और विचार को ही कार्यों के अनुरूप बनाने का प्रयत्न करना चाहिए। अर्थात् जब मनोनुकूल कार्य न हो, तो कार्य के अनुरूप ही मन को बनाना चाहिए। ऐसा करने से उबाऊ और थकाऊ कार्य भी आनंददायक और सुखदायक बन जाता है। इसके विपरीत जो ऐसा नहीं कर पाते हैं, वे कार्यों से अलग हो जाते हैं। ज्ञानाभाव में वे विश्राम और मनोरंजन के अनुचित मार्गों का चयन कर लेते हैं। परिणाम स्वरूप वे आलस्य जाल में फंस जाते हैं और अपना सर्वस्व गंवा देते हैं।

आलस्य से बिना मुक्ति पाए अथवा बिना उसे चरित्र से निकाले किसी दिशा में भी सफलता प्राप्त करना असंभव है। आलस्य से मुक्ति पाने के लिए अपने भीतर प्रबल इच्छा शक्ति उत्पन्न कीजिए। बिना प्रबल इच्छा शक्ति के इस महान् शत्रु से छुटकारा नहीं पाया जा सकता। अपने कार्यों के अनुरूप अपनी दिनचर्या बनाइए, छोटे-मोटे विघ्न-बाधाओं से ऊबकर अथवा घबराकर प्रतिदिन दिनचर्या में परिवर्तन मत कीजिए। ऐसी चेष्टा कीजिए कि दिनचर्या को कम-से-कम भंग किया जाए। कार्यक्रम बनाते समय इस बात पर आप विशेष ध्यान देना चाहिए कि वह कार्य जो आपकी इच्छा के अनुकूल हो, उसी पर आप अधिक समय दें। थोड़ा महत्त्वाकांक्षी बनिए। जब आप महत्त्वाकांक्षी बनेंगे, अपनी उन्नति की बात सोचेंगे, विचार करेंगे, चिंतन और मनन करेंगे, तो निश्चय ही उद्देश्य की प्राप्ति हेतु कोई मार्ग ढूंढ़ने का प्रयत्न करेंगे। मार्ग चयन करने के उपरांत उस पर आगे बढ़ना होगा, कुछ कार्य करना होगा, श्रम और बुद्धि लगानी होगी। ऐसी स्थिति में आलस्य स्वयं पराजित हो जाएगा।

साधारणतः कम ही मनुष्य अत्यधिक आलसी होते हैं। आलस्य से नहीं निकल पाने का एक यह भी कारण होता है कि उनके भीतर की महत्त्वाकांक्षा पूर्णतः समाप्त

आलस्य का एकमात्र इलाज है – काम करो।

—रदरफोर्ड

हो जाती है। सांसारिक व्यक्ति को आज सुख-सुविधा की प्राप्ति हेतु धन की आवश्यकता है। धन उपार्जन हेतु श्रम की आवश्यकता होती है। आलसी व्यक्ति जब श्रम नहीं करता, तब वह निश्चय ही धनोपार्जन से वंजित रह जाता है। अज्ञानी भले ही उसे संतुष्ट और संतोषी मान ले, परंतु सच यह है कि उसने अपने भीतर की उत्कट अभिलाषा, लालसा और महत्त्वाकांक्षा को ही मृतप्राय कर दिया है। वह थोड़ा धन पाकर ही उसी से अपना काम चला लेना चाहता है और अपना समय आलस्य में व्यर्थ व्यतीत करता है।

माता-पिता, अभिभावक अथवा गुरुजनों को चाहिए कि कम आयु से ही बालक-बालिकाओं को स्फूर्तिदायक खेलों में रुचि लेने के लिए उत्साहित करें। जीवन में कार्यक्रम अथवा दिनचर्या बनाकर उसका अनुसरण करें। खेल-खेल में कार्यों के अनुकूल अपने भीतर इच्छा उत्पन्न करने का प्रशिक्षण देना चाहिए। कार्यों को बोझ समझ कर नहीं, अपितु मनोरंजक, रोचक और चित्तरंजक समझकर करना चाहिए। ऐसा करने से कम आयु से ही बालक-बालिकाओं के चरित्र में आलस्य का प्रादुर्भाव नहीं हो पाएगा। अधिक आयु बीत जाने के उपरांत भी अपने विचारों में ऐसा ही परिवर्तन करके धीरे-धीरे आलस्य को अपने चरित्र से निकाल पाना संभव हो सकता है।

एक स्वच्छ, निर्मल और उज्ज्वल चरित्र के बिना आज समृद्धि, ख्याति, प्रतिष्ठा, उन्नति प्राप्त करना बहुत कठिन कार्य है। अतः चरित्र निर्माण की दिशा में आगे बढ़ने के लिए अपने आलस्य को अपने अंदर निकाल फेंकना चाहिए।

आलसी मनुष्य अपना पुरुषार्थ गंवा देते हैं, जिससे उन्हें कहीं भी सफलता नहीं मिलती। उन्हें सभी ओर निराशा के ही दर्शन करने पड़ते हैं।
—ऋग्वेद

हरदम जिज्ञासा जगाए रखिए

बालक-बालिकाओं में जिज्ञासा अर्थात् कुछ जानने की इच्छा अत्यधिक प्रबल रहती है। उनके मस्तिष्क में प्रौढ़ और युवा व्यक्तियों की भांति ढेर सारे विषयों की जानकारी नहीं रहने के कारण उनका एकाग्र होना सरल हो जाता है। वे सरलता से एक वस्तु पर अथवा विचार पर अधिक समय के लिए एकाग्र रह सकते हैं। यही एकाग्रता उस वस्तु अथवा विचार के संबंध में उस बालक को अत्यधिक जानकारी प्राप्त करने में सहयोगी होती है। बालक जिस वस्तु के संबंध में कुछ जानना चाहता है, यदि उसे उसकी जानकारी न मिले, तो उसे निराशा होती है और वह उस वस्तु के संबंध में एक इच्छानुसार धारणा बना लेता है। कम आयु में बालक द्वारा प्राप्त की गई जानकारी के आधार पर ही उसके संस्कार का निर्माण होता है, इसलिए माता-पिता का यह कर्तव्य हो जाता है कि बालक-बालिकाओं को अच्छे गुणों के संबंध में प्रारंभ से ही जानकारी दें।

प्रेम, दया, क्षमा, सहयोग की शिक्षा तो खेल-खेल में ही बच्चों को दी जा सकती है। इसका विलक्षण परिणाम होता है। बच्चे जब कोई प्रश्न करते हैं, तो हमें उसे साधारण अथवा स्वभाववश समझकर टालना नहीं चाहिए, अपितु जहां तक संभव हो सके, उन्हें उनकी बुद्धि के अनुसार समझाने का प्रयत्न करना चाहिए। यदि उनके प्रत्येक प्रश्नों का उत्तर उन्हें प्राप्त नहीं होगा, तो उनके मन में अनेक इच्छाएं अविकसित अवस्था में लुप्त हो जाएंगी। उनके भीतर के ज्ञान की भूख अतृप्त रह जाएगी और जिज्ञासा ही समाप्त होने लगेगी, जिसका उनके चरित्र पर बहुत बुरा प्रभाव पड़ेगा। कुछ माता-पिता बच्चों के प्रश्नों को टाल-मटोल कर उत्तर दे देते हैं। ऐसे उत्तरों से बच्चों में गलत धारणाएं बन जाती हैं, जो आगे चलकर उनके लिए हानिकारक सिद्ध होती हैं। उनका मन बड़ा कोमल होता है और इस

जिज्ञासा के बिना ज्ञान नहीं होता। दुःख के बिना सुख नहीं होता।
—*महात्मा गांधी*

आयु में जो भी जानकारी वे प्राप्त कर लेते हैं या धारणा बना लेते हैं, उसकी एक अमिट छाप उनके चरित्र पर पड़ जाती है। इसलिए यह अति आवश्यक है कि बाल्यकाल से ही बालक-बालिकाओं के मन पर किसी वस्तु के संबंध में गलत धारणा न बनने दी जाए।

मनुष्य ने प्रारंभ से ही अपने विकास के क्रम में जो कुछ भी पाया है, उसके पीछे उसकी जिज्ञासा का ही सबसे बड़ा हाथ है। इसी ने उसे अन्य जीवों से पृथक किया। जिज्ञासा ने ही मनुष्य के भीतर ज्ञान का दीप जलाया, जिसके प्रकाश में उदीयमान होकर उसने कई सहस्र वर्षों की यात्राएं की हैं। उसकी जिज्ञासा आज भी अतृप्त है। ज्ञान-विज्ञान, कला-वाणिज्य अथवा कोई भी क्षेत्र हो, विकास का मूल तो उसके भीतर की जिज्ञासु शक्ति ही है। जब हम कुछ जानना चाहते हैं, तभी उस संबंध में आगे की कार्रवाई करते हैं। अतः कार्य के प्रारंभ करने के पूर्व ही जिज्ञासा की उत्पत्ति हो जाती है। कुछ अज्ञानी और मूढ़ व्यक्ति प्रत्येक प्रश्न का उत्तर अनाप-शनाप देकर अपने साथ-साथ औरों को भी भ्रमित करते हैं। ऐसे अनेक विषय हैं, जिनके संबंध में वे नहीं जानते, जानना भी नहीं चाहते। पूछने पर उनका उत्तर होता है अमुक बात मैं क्यों जानूं, मुझे उससे क्या लेना-देना है, उससे मुझे क्या लाभ होगा, आदि। उनके ऐसे उत्तरों से उनके चरित्र का पता तो चल ही जाता है, साथ-ही-साथ वे अपने निकट के अनेक व्यक्तियों को भी चरित्र निर्माण की दिशा से भ्रमित कर देते हैं।

सोचिए, अभी कितने वर्षों से काफी लोग दक्षिणी ध्रुव के बर्फीले प्रदेश में अनेक शोध और खोज कार्य कर रहे हैं और न जाने कितने दिनों तक यह कार्य होता रहेगा। उन्हें क्या लाभ है इससे? हो सकता है कि कुछ लोग मर भी जाएं। इन सारे खोजों और अन्वेषणों से कोई विशेष लाभ नहीं भी हो सकता है, परंतु वहां वे अपने जिज्ञासु मन की जिज्ञासा को शांत करने हेतु कार्यरत हैं। परिणाम उत्साहवर्धक हो अथवा नहीं, परंतु उनकी जिज्ञासा तो तभी समाप्त होगी, जब वे उसके संबंध में पूरी जानकारी प्राप्त कर लेंगे। अंतरिक्ष हो अथवा ग्रह-नक्षत्र, जीवन हो अथवा मृत्यु, प्रत्येक क्षेत्र में आज जो भी विकास, प्रगति, शोध, अन्वेषण और आविष्कार किए गए हों या हो रहे हों या होने वाले हों, सबों के मूल में व्यक्ति की जिज्ञासा ही है।

जिज्ञासा तेज बुद्धि का एक स्थायी और निश्चित गुण है।
—सैमुअल जॉनसन

सृष्टि के प्रारंभ से ही वृक्षों में फल लगते आ रहे हैं, फल पकते हैं, फिर स्वतः डाल से टूट कर नीचे गिर जाते हैं। यह क्रम तो अनंत काल से चलता आ रहा है। जब न्यूटन के जिज्ञासु मन ने इसका कारण जानना चाहा, तभी हमें गुरुत्वाकर्षण के रहस्य का पता चला और जिज्ञासु होने के कारण ही न्यूटन को अमरत्व मिला। ऐसी ही कहानी आर्कमिडीज की भी है। नदी में तैरते समय उसके जिज्ञासु मन में यह प्रश्न उठा कि आखिर व्यक्ति क्यों तैरता है? अथवा कोई वस्तु जल पर क्यों तैरती है? उसकी खोज ने जल के उत्प्लावन का सिद्धांत दिया। जब पक्षियों को देखकर उड़ने की जिज्ञासा हुई, तभी तो वर्षों पूर्व से चल रहे शोध और अन्वेषणों के परिणाम स्वरूप आज वायुयान उपलब्ध हुआ। मनुष्य की जिज्ञासा ने ही ऋषि-मुनियों के काल से लेकर आज तक ज्ञान के अनेक रहस्यों को अनावृत कर दिया। फिर भी ऐसे अनेक विषय हैं, जिनसे मनुष्य अभी तक पूर्णतः अनभिज्ञ है। व्यक्ति की जिज्ञासा ने ही उसे अनेक ऐसे साहसिक और रोमांचकारी कार्यों के लिए प्रेरित किया है, जिनके फलस्वरूप संपूर्ण मानवता के ज्ञान के भंडार में सदैव वृद्धि होती रहती है।

आज व्यक्ति की अधिकांश ऊर्जा धनोपार्जन पर व्यय होती है। कुछ लोग अपनी ऊर्जा का थोड़ा अंश भी जिज्ञासा पूर्ति पर व्यय करना उचित नहीं समझते। यह एक बड़ी भूल है। इससे उनके चरित्र निर्माण की दिशा में अनेक बाधाएं उत्पन्न होती हैं और उनका बहुमुखी विकास रुक जाता है। मनुष्य एक बुद्धिमान प्राणी है। उसका लक्ष्य मात्र जीवित रहने तक ही सीमित नहीं है। अनेक ऐसी बातों का, रहस्यों का उद्घाटन उसके जिज्ञासु चरित्र ने किया, जिनसे सभी लाभान्वित हो रहे हैं। सहस्रों वर्षों से अनेक ऐसे प्रश्न, अनेक ऐसी जिज्ञासाएं मनुष्य के मन में उठती आ रही हैं, जिनका निराकरण करने हेतु वह प्रयत्नशील है। यही उसके विकास की सीढ़ी है।

सागर के अंत और अथाह जल को देखकर जहां मनुष्य डर गया, वहीं उसका जिज्ञासु मन यह जानने को व्याकुल हो उठा कि इसकी गहराई क्या है और कितनी वस्तुएं इसके गर्भ में हैं। वह कूद पड़ा सागर में और आज उन्हीं जिज्ञासु व्यक्तियों के कारण हम विश्व में लगभग सभी स्थानों पर सागर की गहराई को जानते हैं। कहां मूंगे-मोती हैं, कहां कौन-सी मछली मिलती है, सागर तल में कैसे-कैसे जीव-जंतु हैं, आदि के संबंध में आज हमें बहुत-सी जानकारियां है। मनुष्य ने आकाश को देखा, जानने की इच्छा हुई कि यह क्या है, तारों पर क्या है, ग्रह, नक्षत्र, चांद और सूर्य के संबंध में जानने की जिज्ञासा बढ़ी। यह जानकारी का क्रम सहस्रों वर्ष पूर्व

जो पहली और सहज भावना हम मनुष्य के मस्तिष्क में पाते हैं, वह जिज्ञासा की है। —*बर्क*

से चला आ रहा है और तब कहीं जाकर आज मनुष्य चंद्रमा पर उतर सका है, अंतरिक्ष में घूम सका है और अब तो ऐसा लगता है कि ग्रहों और नक्षत्रों के रहस्य भी शीघ्र ही खुल जाएंगे। नित्य नए-नए विषयों पर जानकारी प्राप्त की जा रही है और ये सभी मिलकर व्यक्ति को और अधिक विकसित बनाते जा रहे हैं।

व्यक्ति का चरित्र और व्यक्तित्व ही उसे सफल और असफल बनाने में सबसे बड़ा सहयोगी होता है। आपके चरित्र के विकास में आपके जिज्ञासु मन का बहुत बड़ा हाथ है। जो लोग जिज्ञासु नहीं होते हैं, वे साधारणतः चरित्र विकास की दिशा में अधिक दूर तक नहीं जा पाते हैं। प्रत्येक वस्तु और विचार के संबंध में पूर्व से प्रचलित अनुमानित धारणाओं को ही उचित मान लेते हैं। अपनी बुद्धि और विवेक का उपयोग करने के बदले, युक्ति का सहारा न लेकर अंधविश्वास आदि से ग्रसित हो जाते हैं, गलत उत्तर को ही सही उत्तर समझकर आगे की दिशा निर्धारित करते हैं, परंतु जो जिज्ञासु व्यक्ति होते हैं, वे जब तक वस्तु की तह तक नहीं पहुंच जाते, तब तक अनेक प्रश्न उनके मन में उठते ही रहते हैं। जिज्ञासु व्यक्ति उनका पूर्ण विश्लेषण करता है। सभी कारणों का पता लगाता है, इससे उसे जहां भूल सुधार करने का अवसर मिलता है, वहीं वह नए बिंदुओं पर चिंतन करने की भी चेष्टा करता है। ऐसा नहीं करने से व्यक्ति के व्यक्तित्व और चरित्र का उचित दिशा में विकास नहीं हो पाता।

जिज्ञासु व्यक्ति जब अपनी जिज्ञासा को अन्य दिशाओं से घुमाकर अपने चरित्र की ओर लगा लेता है, तब उसके लिए अपना आत्मनिरीक्षण करना बड़ा सरल हो जाता है। आत्मनिरीक्षण अर्थात् अपने द्वारा किए गए कार्यों का, मन में उठ रहे विचारों का, कार्यों से प्राप्त किए जा रहे फलों का तथा उन कारणों का जिनसे प्रेरित होकर उसने उन कार्यों को किया है, आदि विषयों के चिंतन को ही आत्मनिरीक्षण कहते हैं। आत्मनिरीक्षण का महत्त्व व्यक्ति के चरित्र में उसकी युवा और प्रौढ़ अवस्थाओं में और अधिक बढ़ जाता है। बाल्यकाल में तो उसका मस्तिष्क उतना विकसित नहीं रहता कि वह इस दिशा में कुछ कर सके। उसका चरित्र उसके कर्मों और संस्कारों पर आधारित होकर स्वयं गठित होता जाता है। परंतु जब व्यक्ति युवा हो जाता है, उसका मस्तिष्क पूर्ण विकसित हो जाता है, वह अपने चरित्र के दोष और गुण को भली-भांति पहचानने योग्य बन जाता है, कार्य और कारण को समझने लगता है, तब ऐसी स्थिति में व्यक्ति के आत्मनिरीक्षण का बहुत बड़ा महत्त्व हो जाता है।

> जिसने अपने को वश में कर लिया, उसकी जीत को देवता भी हार में नहीं बदल सकते।
> —गौतम बुद्ध

आत्मनिरीक्षण से प्राप्त फलों के अनुसार वह अपने चरित्र में आवश्यक परिवर्तन कर सकता है। यह मान लेना कि व्यक्ति का चरित्र और व्यक्तित्व अपरिवर्तनीय है, एक मिथ्या विचार है। अपने चरित्र में वह स्वयं परिवर्तन कर सकता है और उसे अपने मनोनुकूल बना सकता है। अनेक ऐसे उदाहरण विद्यमान हैं कि व्यक्तियों ने अपने मूल चरित्र में परिवर्तन कर अनेक दुर्गुणों को त्याग दिया और सद्गुणों को चरित्र में उचित स्थान दिया। इसके लिए आत्मपरीक्षण, दृढ़ निश्चय, प्रबल इच्छाशक्ति, एकाग्रता और आशावान विचार अति आवश्यक हैं। बचपन से जैसा चरित्र बन चुका था, उसमें परिवर्तन कर कुछ लोगों ने चमत्कारी परिणाम दिखाए।

वाल्मीकि एक निर्दयी और क्रूर डाकू थे। उन्होंने अपने चरित्र में परिवर्तन किया। सम्राट अशोक ने भी अपने चरित्र में महान् परिवर्तन किया। ऐसे अनेक उदाहरण आपको अपने आस-पास मिल सकते हैं। यह सब आत्मनिरीक्षण का ही तो चमत्कार है और आत्मनिरीक्षण तब तक संभव नहीं है, जब तक व्यक्ति जिज्ञासु नहीं हो।

जिज्ञासु बनिए। किसी घटना, विचार अथवा परिवर्तन को विवेक और बुद्धि के तराजू पर तौलिए। कारण और परिणाम दोनों का विश्लेषण कीजिए। अपने चरित्र के दुर्गुणों की ओर विशेष ध्यान दीजिए। निष्कपट भाव से अपना आत्मनिरीक्षण कीजिए। अपने प्रतिदिन के कार्यों का मन-ही-मन लेखा-जोखा कर उन्हें परखिए। इसमें आपका बहुत अधिक समय नहीं लगेगा। यदि रात्रि में सोने से पूर्व निश्चिंत होकर कुछ मिनट ही इस ओर दे दें, तो यह आदत आपके लिए बहुत लाभदायक सिद्ध होगी। आपको त्रुटि सुधार करने का अवसर मिल पाएगा। जब आपको अपने चरित्र में व्याप्त दुर्गुणों की जानकारी होगी, उनके परिणाम से आप परिचित हो जाएंगे, तो उन्हें छोड़ पाने के लिए प्रयास करना सरल हो जाएगा। परंतु इन सब बातों के लिए सबसे आवश्यक और महत्त्वपूर्ण वस्तु है, आपका अपने प्रति निष्कपट रहना। अपने से कपट न कीजिए, क्योंकि इसी पर आपका चरित्र निर्भर करता है और चरित्र पर ही आपकी सफलता निर्भर करती है। अतः चरित्र निर्माण के लिए सदैव जिज्ञासु बने रहिए।

अपने चरित्र को दर्पण की भांति सहेजकर रखो, जिससे दूसरों को भी उसमें अपना प्रतिबिंब देखने की आकांक्षा हो।   —अज्ञात

वर्तमान में जीना सीखिए

आप अपने मित्रों में भी देखिए, अपने परिजनों में भी ढूंढ़िए, शायद ही आपको कोई ऐसा व्यक्ति मिले, जो वर्तमान में जीता हो। कुछ बीते हुए कल की बात सोचते हैं, तो कुछ आने वाले कल की आशाओं पर जीते हैं। यही मनुष्य की सबसे बड़ी भूल है और यही उसके दु:खों का मूल कारण।

'जो बीत गई सो बात गई' परंतु बीती हुई बातों को ही लेकर हम मंथन करने लगते हैं, चिंतन करने लगते हैं, चले जाते हैं वर्तमान से सहस्रों वर्ष पीछे। उसी काल की समस्याओं पर बिना जाने-पहचाने सोचने लगते हैं। मात्र कुछ क्षण ही नहीं लगातार कई दिनों तक, कई वर्षों तक, आजीवन। अनेक पुराने विषयों पर मस्तिष्क खपाते रहते हैं। परिणाम क्या होता है? ऐसे ही कार्यों का परिणाम है कि बैठे-बैठे व्यक्ति चेतन से अचेतन की ओर मुड़ जाता है, फिर अपनी अचेतन अवस्था में, मृत विचारों की शव यात्रा करता रहता है। उसे सहस्रों वर्ष पूर्व मरे हुए मानव के शव पर रोना आता है। वह रोता भी है, एक दिन नहीं, प्रत्येक दिन। वह दुखित रहता है, प्रसन्न भी होता है, उन बीती हुई यादों को लेकर। सामने खड़ी मां को भूलकर शताब्दियों पूर्व कही गई कहानियों की काल्पनिक मां की पूजा करता है आदमी। यही तो उसकी अचेतन अवस्था का सबसे बड़ा प्रमाण है। इन सब कारणों से वह चेतन अवस्था से सदा दूर होता जाता है। वह वर्तमान की समस्याओं से भागता है और सहस्रों वर्षों की उपलब्धियों पर खुशियां मनाता है। इतनी बड़ी विवेक शून्यता में जी रहा है आज का मानव। प्रतिदिन, प्रतिपल जीवन का अमूल्य समय भूत की बकवासों पर न्योछावर कर रहा है।

अमुक व्यक्ति ने ऐसा किया, पहले ऐसा होता था, हम पहले सबसे श्रेष्ठ थे, सभी हमारी पूजा करते थे, लोग श्रद्धा से हमें देखते थे, आदि-आदि। इन्हीं विवादों में

जो वर्तमान की उपेक्षा करता है, वह अपना सब कुछ खो देता है।
—शिलर

वह उलझकर कोशिश करता है अपनी वर्तमान समस्याओं को भूलने की। सहस्रों वर्षों से गंगा बह रही है, कितना जल बह गया उसमें, पर मनुष्य का विचार वहीं-का-वहीं खड़ा है, जहां वह सहस्रों वर्ष पूर्व खड़ा था। वही पुराने सूत्र जो सहस्रों वर्ष पूर्व बने थे, उन्हीं के परिप्रेक्ष्य में आज वर्तमान में वह अपनी समस्याओं का समाधान ढूंढ़ रहा है। कितने विषय बदल गए, कितनी नई समस्याएं आईं और चली गईं, पर व्यक्ति भूत के जाल से नहीं निकल पाया है। यह जाल इतना मजबूत हो चुका है कि उससे निकल पाना उसके लिए असंभव हो रहा है।

धर्म हो अथवा साहित्य, ज्ञान हो अथवा विज्ञान, कोई भी शास्त्र हो, नृत्य हो, गीत हो, संगीत हो या चित्रकारी, हम डूब जाते हैं अतीत की गहराई में और मान बैठते हैं उसी को शाश्वत। यही तो भूल कर जाते हैं हम। शाश्वत है सत्य और सत्य है वर्तमान। न भूत न भविष्य। भूत सत्य हो ही नहीं सकता, वह शाश्वत कैसे हो सकता है? व्यक्ति जो मर गया, उस मृत व्यक्ति के विचार का आज सहस्रों वर्ष बाद क्या अर्थ रहा? जब इस अवधि में अनेक बड़ी आंधियां आईं, उन्होंने उसके विचारों को अपनी दिशा में बहा दिया। कितने ही नए विचार समाहित हो गए उन विचारों में, तब कहीं आया है आज का वर्तमान। इसकी अवहेलना कर समस्याओं से भागकर पलायनवादी लोग चले जाते हैं अतीत के सागर में। गाने लगते हैं अतीत की गाथा और हारते जाते हैं वर्तमान की प्रत्येक दौड़ में। फिर भी अनुभव करते हैं हर्ष और उल्लास का। ऐसे ही अचेतन और अविवेकी व्यक्ति देश व समाज को आज विनाश के गर्त में गिराते जा रहे हैं। ऐसे लोगों में उन्नति की जिज्ञासा ही समाप्त हो जाती है। सफलता का अर्थ ही वे बदल देते हैं और बना बैठते हैं अर्थ का अनर्थ। सभी बातों को अपनी दृष्टि से देखते हैं और दृष्टिकोण भी सहस्रों वर्ष पुराना। जो आज के युग में रहते हैं, उन्हें मूर्ख और विद्रोही समझ बैठते हैं।

वर्तमान ही सत्य है और भविष्य एक सपना है। भला सपना सत्य कैसे हो सकता है? देखने में सत्य लगता अवश्य है, उसका अनुभव भी शरीर को पुलकित और रोमांचित कर देता है। ऐसा लगता है कि सब कुछ व्यक्ति के सामने हो रहा है। कभी-कभी तो कर्ता बन जाता है वह उसका। लोग थक जाते हैं। सपने में, रोते हैं और हंसते हैं, पर सपना तो सपना ही है। भविष्य की चिंता क्यों करते हैं, उसकी अनुभूतियों को कितने दिनों तक संजोए रखा जा सकता है और क्या लाभ है उससे? व्यक्ति को चेतन अवस्था से अचेतन अवस्था में ले जाने वाला यह एक ऐसा प्रलोभन

भविष्य वर्तमान के द्वारा खरीदा जा सकता है।
—सैमुअल जॉनसन

है, जो उसे आनंदित भी करता है और रुलाता भी है, पर सब कुछ तो मिथ्या है। सपना फिर भी सपना है। जिन्हें भविष्य के सुहाने सपने अच्छे लगते हैं, वर्तमान उन्हें अच्छा नहीं लगता। सपनों में जीना जब अच्छा लगता है, तो व्यक्ति सत्य से परे हो जाता है। सत्य है परम ब्रह्म, प्रकृति है शाश्वत्। इन सबों से दूर वह भागता क्यों है? क्योंकि वर्तमान का घूंट कड़ुवा है। वह व्यक्ति के श्रम से बनता है। श्रम तो स्वतः कठोर है और वर्तमान कठोर इसीलिए बन जाता है।

जब व्यक्ति को अचेतन अवस्था में आनंद आने लगता है, तब वह धीरे-धीरे विवेक से दूर हटता जाता है। वह भूत एवं भविष्य की अनुभूतियों से जब चेतना को अचेतन में परिवर्तित करने में सफल नहीं हो पाता है, तब वह नाना प्रकार से वर्तमान से निकलकर अचेतन में जाने का प्रयास करता है। सहज में मदिरा, नशा तथा ऐसी वस्तुएं उसे अचेतन की इच्छित गहराई तक पहुंचा देती हैं। अब वह गोता मारता रहता है और चला जाता है वर्तमान से दूर, एक नवीन अनुभव, जो सुखद भी है और दुःखद भी। वह हंसता भी है और रोता भी है। उसके वर्तमान से भागने की प्रवृत्ति उसे अच्छी लगती है। मानसिक उद्वेग, अनिश्चितता, विवेकशून्यता के अंधकार में वह भटकने लगता है और तब उसे इसी में आनंद आने लगता है।

वर्तमान तो समस्याओं का सागर है। जितने डूबते जाएंगे उसमें, उतने ही उलझते जाएंगे आप। यह तो अथाह समुद्र है, जिसका न आदि है न अंत, किंतु है सत्य। जिसे सागर में तैरना आ गया, उसे उसी में सुख आने लगता है। वे तो सागर तल में ही गोता लगाकर नए-नए रत्नों की खोज करते हैं। प्रत्येक सफलता के बाद अति आनंदित होता है उनका मन। व्यस्तता और श्रम, यही तो वर्तमान है। मृत्यु है भूत और स्वप्न है भविष्य। जो नहीं जानते हैं, वे भटक जाते हैं और जो जानते हैं, वे इसी में ही आनंद पाते हैं, पर भागता है व्यक्ति वर्तमान से। वह भूलता जाता है कि वर्तमान से दूर रहकर वह विवेकी नहीं रह सकता। व्यक्ति का विवेक विकसित ही होता है वर्तमान में। नई-नई समस्याएं, नित्य नए-नए विचार, उन्हें नए ढंग से सुलझाने की प्रवृत्ति, यही तो वर्तमान है। इससे पलायन करना वर्तमान से दूर चले जाना है। दुखों-कष्टों और क्लेशों को आमंत्रित करना है।

वर्तमान में रहना सीखिए। इससे आपकी चेतना बढ़ेगी, आपके भीतर विवेक विकसित होगा, आप अनावश्यक मानसिक तनाव से बचेंगे। वर्तमान में रहना आपको अनेक कष्टों से दूर रखता है। वर्तमान ही प्रगति है। वर्तमान ही जीवन है। **व्यक्ति वर्तमान**

कायर वह है जो अतीत की छलना में विस्मृत रहता है।
—रांगेय राघव

में जन्मता है, वर्तमान में जीता है और वर्तमान में ही मर जाता है। जब वह मरता है, तब भी उसका वर्तमान ही रहता है। वर्तमान को समझिए, इसे ही बनाना है। आपका श्रम, आपकी बुद्धि और आपका विवेक तथा स्वार्थ सब मिलकर आपके लिए एक सुखद वर्तमान बना सकते हैं, परंतु इसका प्रयोग करेगा कौन? पहले वर्तमान को समझिए, उसे भूत से अलग कीजिए, उसे भविष्य में मिलने दीजिए। व्यक्ति की सारी क्रियाएं वर्तमान पर ही केंद्रित हैं, आधारित हैं और उसी को समर्पित भी हैं। उसकी क्रियाओं का परिणाम ही उसे दो क्षण का जीवन देता है, वही दो क्षण जो वर्तमान है, चेतन है, वही संपूर्ण जीवन का आधार है। वह जो कुछ भी करता है वर्तमान के लिए ही करता है। जो आज का भविष्य है, उसे वह संवारना चाहता है। वह भी तो वर्तमान बनकर ही उसके सामने सजीव होता है। वह कहां भाग सकता है वर्तमान से। नशा करे, मदिरा पिये, कुछ भी कर ले, पर उसे तो जीना है, मरना है वर्तमान में ही।

आंधी देखकर शुतुरमुर्ग दौड़ता है। दौड़ते-दौड़ते जब वह थक जाता है, रेत और धुंध का गुबार आता देखकर घबरा जाता है, तो अपनी चोंच रेत में गाड़ देता है। अब उसे कुछ भी दिखाई नहीं देता। वह समझता है कि खतरा टल गया। यह भ्रम कई बार उसे रेत में बहुत नीचे दबा देता है। यह जानलेवा भी साबित होता है कई बार। यही स्थिति मानव की भी है। वह लाख मदिरापान करे, नशा करे, भूत की अनुभूतियों में गोते लगाए, भविष्य के सपनों में विचरण करे, परंतु ये सभी उसे वर्तमान के चक्रव्यूह से नहीं निकाल सकते। अपितु ऐसा करना उसे शुतुरमुर्ग की भांति असफल ही बनाएगा, नुकसान पहुंचाएगा।

वर्तमान के महत्त्व को समझकर जिन लोगों ने उसमें रहना सीख लिया है, वे ही सफलता के उच्च शिखर पर जा पाए। यह एक सीधा सूत्र है, 'बढ़िए और बढ़ते जाइए'। वर्तमान में रहिए। वर्तमान में ही सुख का अनुभव कीजिए, तब आपको किसी नशे की आवश्यकता नहीं होगी। यह युक्ति इतनी सरल है कि जब आप इसे आजमाने लगेंगे, तो निश्चय ही आप मुस्कराने लगेंगे। बड़े-बड़े ऋषि-मुनियों के जो सूत्र आपको दुःखों के जाल से निकाल नहीं पाए, एक छोटी-सी युक्ति आपको आपके कष्ट-क्लेश एवं पीड़ा से छुटकारा दिला सकती है। वर्तमान में रहिए, यही तो सरल युक्ति है।

दस हजार गुजरे हुए कल एक आज की बराबरी नहीं कर सकते।
—वर्ड्सवर्थ

यदि आप ध्यान देकर सोचेंगे, तो आपको ऐसा लगेगा कि मात्र वर्तमान ही सत्य है। यह आपके बीते हुए कल की स्मृति और आने वाले कल का स्वप्न है। एक ऐसा स्वप्न, जिसे वर्तमान के श्रम से ही इच्छित रूप में बनाया जा सकता है। **आज के श्रम से कल को संवारा जा सकता है, निखारा जा सकता है और उसे मनोनुकूल सार्थक बनाया जा सकता है।** आपको भविष्य में मिलने वाली सफलता आपके भविष्य पर नहीं, अपितु वर्तमान पर निर्भर करती है। व्यक्ति का चरित्र भी मुख्यतः वर्तमान के वातावरण और कर्म के आधार पर ही गठित होता है, जिसके आधार पर उसके भविष्य की सफलता निर्भर करती है। अतः सब कुछ तो वर्तमान ही है। वर्तमान को पहचानिए, वर्तमान में ही रहना सीखिए। यह आपकी अनेक समस्याओं को समाप्त कर देगा। आपको जीने की एक नवीन विधि बताएगा। आपको उस इच्छित सफलता के अति समीप ला देगा जिसके मधुर स्वप्नों में आप सदैव खोए रहते हैं। **समृद्धि, उन्नति, प्रतिष्ठा, सुख, सब कुछ तो इसी वर्तमान के प्रयास से आप पा सकते हैं। निकलिए भूत और भविष्य के चक्रव्यूह से बाहर। आज से ही अपने विचारों में एक नया परिवर्तन कीजिए। अपने और अपने परिजनों के लिए एक सुखद वर्तमान बनाइए। इसी में आपका, आपके परिवार का और राष्ट्र का कल्याण है।**

यह कोई नहीं जानता कि कल किसको क्या होगा। अतएव बुद्धिमान मनुष्य को जो करना है, उसे आज ही कर लेना चाहिए।
—अज्ञात

अध्यवसायी बनिए

अध्यवसाय अर्थात्—दृढ़ संकल्प, परिश्रम, उत्साहपूर्ण लगन और एकाग्रता, आदि। सफल और सम्मानित जीवन के लिए अध्यवसायी होना अति आवश्यक है। व्यक्ति जब तक अपने चरित्र में अध्यवसाय को उचित स्थान नहीं देगा, उसके मूल्य को नहीं समझेगा, तब तक उसके चरित्र निर्माण की प्रक्रिया अधूरी ही रह जाएगी। अनेक गुणों से परिपूर्ण व्यक्ति भी यदि अध्यवसायी नहीं है, तो उसके सभी गुण निरर्थक हो जाएंगे और उसे सफलता नहीं मिल पाएगी।

आज की युवा पीढ़ी अध्यवसाय से बचना चाहती है। उन्नति, समृद्धि, ख्याति, प्रतिष्ठा सभी चाहते हैं, पर अधिकांश व्यक्ति इसे मात्र इसलिए नहीं प्राप्त कर पाते हैं, क्योंकि वे सफलता के लिए अपेक्षित अध्यवसाय नहीं कर पाते। अध्यवसाय की उत्पत्ति व्यक्ति के भीतर उसकी संकल्प शक्ति से होती है। संकल्प शक्ति का जन्म उसकी इच्छाओं पर निर्भर करता है। इच्छाएं उसके चरित्र पर निर्भर करती हैं। वह वैसी ही इच्छा करेगा, जैसे विचार उसके चरित्र द्वारा किसी विशेष परिस्थिति में उसके मन में उत्पन्न होंगे। व्यक्ति के चरित्र में अध्यवसाय की कमी होगी, तो उसकी इच्छाएं आकार ग्रहण करने में असमर्थ रहेंगी और उनमें प्रबलता का सदैव अभाव रहेगा।

इच्छाओं की प्रबलता व्यक्ति के चरित्र के भीतर विद्यमान अध्यवसाय पर निर्भर करती है। ऐसे अनेक व्यक्ति हैं, जो प्रातः से संध्या तक की अवधि में ही कई बार अपनी इच्छाओं को बदलते रहते हैं। उनकी अध्यवसाय में लेश मात्र भी प्रबलता नहीं आ पाती। सफलता उन्हें भी बड़ी प्रिय लगती है। समृद्धि, प्रतिष्ठा, ख्याति की चाह उनमें भी होती है, परंतु मात्र दृढ़ संकल्प नहीं होने के कारण ऐसे व्यक्ति सफलता से बहुत दूर रह जाते हैं और साधारण अथवा निम्न श्रेणी के व्यक्ति बनकर

उद्यम ही सफलता की कुंजी है। बिना उद्यम किए थाली की रोटी भी अपने मुंह में नहीं जाती। —अज्ञात

अपना संपूर्ण जीवन व्यर्थ गंवा देते हैं। अपनी असफलता का कारण वे सदैव समाज के नियमों, परिस्थितियों, व्यवस्था, भाग्य, ग्रह, नक्षत्र और दूसरों द्वारा उनकी सहायता न करना ही बताते हैं। यदि ऐसे व्यक्तियों के चरित्र का विश्लेषण किया जाए, तो निश्चय ही उनके चरित्र में अध्यवसाय की कमी स्पष्ट रूप से दिखाई दे जाएगी। विश्व के सफल कहे जाने वाले व्यक्तियों ने जो भी उन्नति, ख्याति, समृद्धि प्राप्त की है और सफलता के शिखर पर पहुंचे हैं, उनके चरित्र को देखने से स्पष्ट होगा कि अध्यवसाय उनमें कूट-कूट कर भरा था। जो कुछ उन्होंने चाहा, अपनी प्रबल इच्छा शक्ति से प्रेरित होकर जो भी उन्होंने संकल्प किया, उसे कठोर श्रम, लगन, उत्साह, धैर्य और एकाग्रता से पूर्ण किया। उनके जीवन में कठिनाइयों की कमी नहीं रही, लेकिन उसे रौंदकर वे बढ़ते गए कंटीले और निर्जन मार्ग पर, तब कहीं जाकर वे सफल हो पाए। यदि व्यक्ति के भीतर किसी वस्तु को प्राप्त करने के लिए इच्छा जागृत हो और वह उसके लिए दृढ़ संकल्प कर ले, तो समझिए कि उसे आधी विजय मिल गई। अब आधा कार्य जो बचा है, उसे वह अपने श्रम, धैर्य, एकाग्रता और उत्साह से समाप्त कर सकता है।

आज के स्त्री-पुरुषों में धैर्य की अत्यधिक कमी हो गई है। वे शीघ्र अधीर हो उठते हैं, उनका उत्साह ही मंद पड़ जाता है। पल-पल अपनी इच्छाओं में परिवर्तन करते हैं। फलस्वरूप उनमें प्रबलता आ ही नहीं पाती। वे किसी सफल व्यक्ति की ओर देखते भी हैं, तो उसकी आज की स्थिति को देखकर वैसा ही बन जाने का स्वप्न देखने लगते हैं। उसके द्वारा पूर्व में किए गए श्रम और त्याग की ओर उनका ध्यान ही नहीं जाता। आज जबकि वह व्यक्ति सफलता के उच्च शिखर पर आ बैठा है, उसके अत्यधिक कार्य स्वतः संपादित होते चले जा रहे हैं। देखने वाले उसके द्वारा पूर्व में किए गए कठोर श्रम को नहीं देख पाते। सफल तो सभी बनना चाहते हैं, परंतु समय देना कोई नहीं चाहता। कोई नहीं चाहता कि उसे श्रम करना पड़े, उसके मार्ग में कठिनाइयां आएं। भला बिना श्रम और कठिनाइयों पर विजय प्राप्त किए सफलता कैसे मिल पाएंगी?

अपने चरित्र में एकाग्रता और धैर्य को प्रमुख स्थान दीजिए। इनका अभ्यास कीजिए, तभी आप इनसे लाभान्वित हो सकते हैं। जब भी कोई व्यक्ति बड़ा कार्य प्रारंभ करता है, तो पहले वह कार्य असंभव-सा लगता है। धीरे-धीरे जब वह अपनी समस्त

जब तक देवताओं को अमृत नहीं मिल गया, तब तक वे समुद्र का मंथन करते नहीं थके। जो मूर्ख कार्य आरंभ करके पीछे हट जाएगा, उसे भला सिद्धियां कैसे मिलेंगी। —रामचरित उपाध्याय

शक्तियों से एकाग्रता और दृढ़ संकल्प के साथ उस कार्य में जुट जाता है और उत्साहपूर्वक तथा धैर्य के साथ कुछ दिनों तक उसमें संलग्न रहता है, तब जाकर उसे आशा की एक धूमिल किरण दिखाई पड़ती है। अब उसे ऐसा लगता है कि यह कार्य जो कल तक असंभव दीखता था, सच में असंभव नहीं कठिन कार्य है और इसके होने में अत्यधिक समय भी लग सकता है। कुछ और दिनों तक उसी कार्य में जुटे रहने पर आशा की वह धूमिल किरण प्रकाशित हो जाती है, तब उसे लगता है कि यह कार्य अत्यंत कठिन नहीं है और इसे समाप्त किया जा सकता है। अपने उत्साह से फिर भी श्रम में जुटे रहने के उपरांत आशा बढ़ती जाती है और उस व्यक्ति को उसकी सफलता अति समीप दृष्टिगोचर होने लगती है। उसे ऐसा लगता है कि वह शीघ्र ही अपने कार्य में सफल हो जाएगा। उसके भीतर का उत्साह और बढ़ जाता है। कार्य करने की गति में तीव्रता आ जाती है, विचारों में परिपक्वता आ जाती है। संकल्प दृढ़ बनते जाते हैं और वह विघ्न-बाधाओं को पार कर आगे बढ़ता जाता है, तब कहीं जाकर व्यक्ति सफल बनता है और उसे उसके श्रम का पुरस्कार मिलता है।

भारतीय इतिहास में चाणक्य को कौन नहीं जानता। उसने मगध के नंद वंश का सर्वनाश करने का दृढ़ संकल्प किया। उसे राज्य से निकाल दिया गया। वह तक्षशिला चला गया, फिर भी वह सदैव मगध साम्राज्य को समाप्त करने के लिए प्रयत्नशील रहा। चंद्रगुप्त में बाल्यकाल में ही अपूर्व योग्यता देखकर उसने उसे ही सम्राट बनाने का संकल्प लिया। उस छोटे बालक को अस्त्र-शस्त्र तथा राज्य चलाने का ज्ञान देकर उसे राज्य चलाने योग्य बना दिया। उसमें कितने वर्ष लगे? वह बालक युवक बन गया। चाणक्य का संकल्प दृढ़ था, उसकी इच्छाशक्ति प्रबल थी, उसके चरित्र में धैर्य और एकाग्रता कूट-कूट कर भरी हुई थी। उसने योजना बनाई और उस योजना को कार्यान्वित किया। कितने ही वर्ष लगे, किंतु वह अपने पथ से जरा भी विचलित नहीं हुआ। अनेक विघ्न-बाधाएं आईं, परंतु वह उन पर विजय प्राप्त करता गया, धीरज से बढ़ता गया। सफलता के समीप आते-आते कई बार उसे ऐसा लगा कि शायद वह सफल नहीं हो पाएगा। उसके मन में बैठी उसकी प्रबल इच्छा उसमें पुनः उत्साह भर देती थी। लगन और धैर्य की कमी को कभी भी उसने अनुभव नहीं किया। वह दृढ़ संकल्पी और अध्यवसायी पुरुष था। मगध साम्राज्य की महान् सैन्य शक्ति को अपनी बुद्धिमत्ता, योग्यता और प्रतिभा से पराजित कर उसने अंत में चंद्रगुप्त को सम्राट बनाकर सफलता प्राप्त की।

उद्योगी मनुष्य की सहायता करने के लिए प्रकृति बाध्य है।
—स्वामी रामतीर्थ

जिस डाल पर वह स्वयं बैठा था उसे ही वह काट रहा था, यही बुद्धि थी महाकवि कालिदास की। अपनी युवावस्था तक तो उन्हें अक्षर ज्ञान भी नहीं था, परंतु अपने लगन, उत्साह और धैर्य से वर्षों-वर्ष उन्होंने अनेक ग्रंथों का अध्ययन किया और सफलता पाई। आज विश्व की अनेक भाषाओं में उनकी कलाकृतियों के अनुवाद हो चुके हैं। सहस्रों वर्ष बीत जाने के उपरांत वे आज भी अद्वितीय बने हुए हैं।

लगन, एकाग्रता, धैर्य, उत्साह और श्रम ने अनेक व्यक्तियों को सफल बनाया है। यदि हम ऐसा कहें कि इन गुणों के बिना कोई भी व्यक्ति सफल बन ही नहीं सकता, तो भी इसमें अतिशयोक्ति नहीं होगी। अपने समय की ही बात ले लीजिए।

अंग्रेजों की पराधीनता के विरुद्ध कितने वर्ष हम लड़ते रहे, नाना प्रकार से हम प्रयास करते रहे। स्वतंत्रता की लड़ाई भारत के गांव-गांव और गली-गली में लड़ी गई। इस युद्ध के सफल सेनानी महात्मा गांधी ने जब युद्ध की बागडोर अपने हाथ में ली, तो उनके पास दृढ़ संकल्प, एकाग्रता, धैर्य और उत्साह के अतिरिक्त कुछ भी नहीं था। न कोई सेना थी और न ही कोई अस्त्र-शस्त्र। बिहार के चंपारण के नीलहा आंदोलन से लेकर स्वतंत्रता प्राप्ति के अंत तक लगभग पैंतीस वर्ष का समय लगा। इतना धैर्य और इतनी एकाग्रता के उपरांत ही महात्मा गांधी को सफलता मिली और हमने स्वतंत्रता प्राप्त की।

जब व्यक्ति में धैर्य का अभाव हो जाता है, तो उसकी एकाग्रता स्वतः भंग हो जाती है। धैर्य रहित व्यक्ति शीघ्र फल की कामना करने लगता है और परिणाम सदैव उसके विरुद्ध जाता है। व्यक्ति के उतावलेपन से कोई भी कार्य सिद्ध नहीं हो सकता। कार्य तो समाप्त करने से ही समाप्त होगा और उसे समाप्त करने में उसके अनुरूप ही समय लगेगा। जो काम जितना महान् है, उसमें उतना ही अधिक समय लगता है।

हवाई यात्रा आज इतनी सरल हो गई है कि हम बड़ी सरलता से कम-से-कम समय में कहीं-से-कहीं आ-जा सकते हैं, पर इस हवाई जहाज के आविष्कार में मनुष्य को कितना बलिदान और समय देना पड़ा, इसकी एक लंबी कहानी है। वर्षों पूर्व से प्रयास करने के उपरांत मनुष्य ने इसे खोजा है। तुलसीदास की अमर कृति रामचरित मानस, जिसके बिना आज भारतीय संस्कृति की कल्पना ही नहीं की जा सकती, गांव-गांव व घर-घर में हम बार-बार उसी से उदाहरण देते हैं। इस ग्रंथ को लिखने में तुलसीदास ने कितना अधिक समय लगाया होगा, समय के साथ-साथ कितना बड़ा बलिदान दिया होगा उन्होंने इस अवधि में। अपने मित्रों, परिजनों

उद्यम, साहस, धैर्य, बुद्धि, शक्ति और पराक्रम—ये छ: गुण जिसमें होते हैं, देव उसी की सहायता करते हैं।   —अज्ञात

को त्याग कर एकांत में चिंतन और मनन करते रहे। निर्धनता और अभाव की गोद में पले निरक्षर, किन्तु महाज्ञानी कबीरदास जी की ही बात ले लीजिए, उनके ग्रंथों को तैयार करने में कितना अधिक समय लगा होगा।

किसी भी कार्य को प्रारंभ करने से पूर्व उस कार्य के संबंध में पूरी जानकारी प्राप्त कर लेना आवश्यक है। साधारणतः मनुष्य जानकारी प्राप्त करने को व्यर्थ और अनावश्यक समझते हैं। यही कारण है कि लोगों के अनेक कार्य प्रायः पूर्ण नहीं हो पाते। जानकारी प्राप्त करना कार्य करने की दिशा में प्रथम प्रयास है और इसमें लगाया गया समय कभी व्यर्थ नहीं जाता। पूर्ण जानकारी प्राप्त करने के उपरांत तन्मयता से कार्य में जुट जाना चाहिए, तब एकाग्रता की आवश्यकता पड़ती है। एकाग्रता के बिना किसी कार्य को भी संपन्न करना कठिन है। यदि कार्य महान् है, तो समय लगेगा ही। फिर धैर्य की आवश्यकता भी पड़ती है। उत्साह, धैर्य, एकाग्रता और श्रम, ये अध्यवसाय के चार खंभे हैं और इन्हीं पर व्यक्ति की सफलता भी निर्भर करती है।

आप जो कुछ भी करना चाहते हैं–चित्रकला, संगीत, विज्ञान, खेल-कूद–कोई भी क्षेत्र हो, सफलता का महल अध्यवसाय के इन्हीं चार खंभों पर आधारित रहता है। आप एक सफल खिलाड़ी बनना चाहते हैं अथवा संगीतज्ञ, प्रातः सोकर उठने के उपरांत से ही रात्रि में सोने के पूर्व तक अपने उसी निर्धारित दिशा की ओर ध्यान रखिए। तत्संबंधी प्रयास और अभ्यास में समय दीजिए। प्रारंभ में तो यह आपके मन को ऊबा देगा, आप ऊब जाएंगे और आपकी इच्छा आपको कुछ दूसरी ओर खींचेगी। अपने मन को रोक कर लक्ष्य की निर्धारित दिशा पर ही अपनी संपूर्ण ऊर्जा और समय लगाएं। आपके भीतर शक्ति का अनंत भंडार है। कभी न समाप्त होने वाली इस शक्ति को यदि एक दिशा में लगा दिया जाए, तो उसमें उतना ही बल आ जाता है, जितना सूर्य के प्रकाश को समेट कर एक स्थान पर लगाने पर होता है।

एक शीशे पर पड़ने वाली सूर्य की किरणों को समेट कर अगर एक बिंदु पर एकत्र कर दिया जाए, तो उस किरण में स्वतः अग्नि प्रज्वलित कर देने की शक्ति आ जाती है, इतनी शक्ति जो विश्व को जलाकर राख कर सकती है। आपने बच्चों को एक गोल-सा शीशा लेकर सूर्य की किरणों को एकत्र कर कागज के टुकड़े जलाते देखा होगा। यह सब एकाग्रता का ही तो परिणाम है।

> वह दृढ़ प्रतिज्ञ व्यक्ति, जो प्राण देने के लिए तैयार रहता है, ब्रह्मांड तक को हाथों पर उठा सकता है। —रोम्या रोलां

विकेंद्रित हो रही मात्र कुछ वर्ग इंच सूर्य की किरणों को एक जगह लाकर इतनी बड़ी शक्ति उत्पन्न की जा सकती है, तो यदि आपके मन की शक्ति को इधर-उधर भटकने से रोक कर एक जगह एकाग्र कर दिया जाए, तो उससे भी बलवती शक्ति उत्पन्न हो सकती है।

एक दृढ़ संकल्पी व्यक्ति निर्णय लेने के पूर्व ही उस विषय पर भली-भांति सोच लेता है और अपना निर्णय अपने मित्रों, परिजनों और परिवार के सदस्यों की राय पर बदलता नहीं है। जिन लोगों में प्रबल इच्छा और संकल्प शक्ति की कमी होती है, वे प्रत्येक विषय पर दूसरों की राय लेते हैं और पल-पल अपने विचारों को बदलते रहते हैं। ऐसा करना उनके लिए घातक बन जाता है। दूसरों की बात मानना बुरी बात नहीं है, परंतु अपने संकल्प को उनकी राय के अनुसार प्रति क्षण बदलते रहना एक अनुचित विचार है। भली-भांति सोच-समझ कर ही निर्णय लीजिए। दूसरे जो कहते हैं, उसे सुनिए। परंतु उसको स्वीकार अथवा अस्वीकार करने का निर्णय सोच-समझ कर तथा सावधानी से लीजिए, क्योंकि इस निर्णय पर दूसरों की नहीं, अपितु आपकी सफलता निर्भर करती है।

श्रम और प्रबल इच्छा शक्ति से ही मनुष्य को अनेक बड़ी-बड़ी उपलब्धियां प्राप्त हुई हैं। निर्धनता के बीच अनेक प्रकार के अभाव और कष्टों में रहने के उपरांत भी उपन्यास सम्राट प्रेमचंद ने लिखना नहीं छोड़ा। उन्हें उन दिनों कई अच्छी नौकरियों के प्रलोभन दिए गए, परंतु वे अपने दृढ़ संकल्प से हटे नहीं। उनके श्रम और प्रबल इच्छा शक्ति ने ही उन्हें उपन्यास सम्राट बना दिया।

साधारणतः ऐसा होता है कि व्यक्ति के भीतर छिपी हुई प्रतिभा बड़े वेग से बाहर निकलती है। किसी कार्य के प्रारंभ करने पर वह उसे प्रारंभ से ही तीव्र गति से श्रम करने को उत्तेजित करती है। उत्साह भी चरम सीमा पर रहता है। धीरे-धीरे जैसे-जैसे समय बीतता जाता है, व्यक्ति की मनोदशा उस कार्य से ऊबती जाती है। मात्र कुछ ही दिनों में उसके भीतर उत्साह क्षीण हो जाता है और उसकी एकाग्रता भंग होने लगती है। अब वह दूसरी योजना पर विचार करने लगता है और इस पहली योजना से थकावट अनुभव करने लगता है। इसका मुख्य कारण है व्यक्ति का उस कार्य के अनुकूल अपनी मनोवृत्ति को नहीं बना पाना। इससे उत्साह की कमी हो जाती है। कार्य में नीरसता का प्रादुर्भाव होने लगता है।

सतत् उद्योग करने वाला ही अक्षय सुख प्राप्त करता है।
—महाभारत

कार्य के प्रति अनुराग न होने से भी ऐसी स्थिति होती है, पर अधिकांश व्यक्तियों में यह स्थिति इसलिए उत्पन्न हो जाती है कि प्रारंभ में अत्यधिक वेग से आगे बढ़ने से अधिक समय तक उसी गति को बनाए रखना कठिन हो जाता है और उसकी गति के अनुरूप उतनी शीघ्रता से कोई परिणाम भी नहीं मिल पाता।

एक धावक जिसे मीलों दौड़ना है, वह इस बात को भली-भांति जानता है कि यदि वह प्रारंभ से ही तेजी से दौड़ना शुरू कर देगा, तो वह शीघ्र ही थक जाएगा और दौड़ समाप्त होने के पूर्व ही प्रतियोगिता से बाहर निकल जाएगा। साधारणतः ऐसा होता भी है। अध्यवसायी स्त्री और पुरुष यदि कोई कार्य प्रारंभ करते हैं, तो वे उस कार्य की महत्ता के अनुसार प्रारंभ करने के पूर्व ही यह अनुमान लगा लेते हैं कि उन्हें किसी लंबी अवधि तक इस कार्य में समय देना है। तदनुकूल ही वे अपनी शक्ति और श्रम का उपयोग करते हैं। अहंकार भी लक्ष्मी को पाने में बाधक बन जाता है।

कछुए और खरगोश की कहानी तो सभी जानते हैं। खरगोश जो बहुत तेजी से दौड़ गया था, मात्र इसीलिए सफल नहीं हो सका, क्योंकि वह नियत स्थान पर पहुंचने के पूर्व ही अहंकार से भरकर सो गया, जबकि कछुआ अपनी सामान्य गति से लगातार आगे बढ़ता गया। प्रायः यही बात व्यक्ति के साथ भी होती है। अध्यवसायी कछुए की तरह लगातार एक सामान्य रूप से धैर्य और उत्साह के साथ आगे बढ़ते रहते हैं और सफलता प्राप्त कर लेते हैं। जबकि दूसरे व्यक्ति प्रारंभ में बढ़ते तो तेजी से हैं, पर शीघ्र ही थक जाते हैं, ऊब जाते हैं या फिर अहंकार से ग्रसित हो जाते हैं और सफलता के पूर्व ही प्रतियोगिता से बाहर निकल जाते हैं।

अध्यवसायी व्यक्ति पर उसके कार्यों के प्रति दूसरों द्वारा किए गए विरोध और उपहास का कोई प्रभाव नहीं पड़ता। विरोध और उपहास तो उसके भीतर प्रतिकार के लिए अधिकाधिक शक्ति प्रदान करते हैं। बाधाएं उसे सशक्त बना देती हैं। उसके भीतर औरों को अपना कार्य करके दिखाने की भावना उत्पन्न होती है और वह अधिक उत्साह व लगन से कार्य में जुटा रहता है। विरोध, बाधा, आलोचना और उपहास से वह प्रभावित नहीं होता। महात्मा बुद्ध की ही बात ले लीजिए, कितना विरोध किया उस समय के प्रबुद्ध लोगों ने। परंतु वे इन विरोध और बाधाओं से विचलित नहीं हुए और अपने कर्म में लगे रहे। महात्मा ईसा के विरोधियों ने

> अध्यवसाई मनुष्य के लिए सुमेरु पर्वत की चोटी बहुत ऊंची नहीं है। न उसके लिए रसातल बहुत नीचा है और न समुद्र अथाह।
> —अज्ञात

उन्हें सूली पर चढ़ा दिया। सूली पर चढ़ने के बाद भी अंत तक उन्होंने अपना संकल्प नहीं बदला, उन विरोधियों के विचारों को कभी नहीं माना और अपनी महानता को उस कष्ट और पीड़ा की परिस्थिति में भी जीवित रखा। तभी तो स्वयं को सूली पर चढ़ाने वालों को भी परमात्मा से क्षमा करने का आग्रह किया।

सफल व्यक्तियों को विरोध और बाधाओं से नहीं रोका जा सकता। ये तो उन्हें और शक्ति प्रदान करती हैं। जहां साधारण व्यक्ति कठिनाइयों और बाधाओं से घबरा जाता है, हतोत्साहित हो जाता है, भयभीत होकर उद्देश्य को छोड़ देना चाहता है, वहीं अध्यवसायी व्यक्ति ठीक इसके विपरीत ही करता है और वह सदा कार्य में लगा रहता है। क्योंकि वह जानता है कि कार्य समाप्त हो जाने के उपरांत वे विरोधी स्वयं उसके समर्थक बन जाएंगे।

अध्यवसायी व्यक्ति छोटी-मोटी असफलताओं से घबराते नहीं, क्योंकि वे भली-भांति जानते हैं कि इन असफलताओं से ही सफलता का जन्म होता है। **उत्साह, लगन, श्रम, एकाग्रता, सभी मिलकर व्यक्ति को असफलताओं से लड़ने की शक्ति प्रदान करते हैं।** अनेक बार असफल होने के उपरांत भी काम में लगे रहने की प्रवृत्ति व्यक्ति को सफल बनाती है।

अपने चरित्र में अध्यवसाय को उतारिए। बिना अध्यवसाय के व्यक्ति का चरित्र अधूरा रहता है। उसके चरित्र में आते ही व्यक्ति द्वारा किए जाने वाले कार्यों पर एक जादू-सा प्रभाव पड़ता है। असफलता, विरोध, बाधा, थकावट, सब पर व्यक्ति विजय पा जाता है और अंत में विजय उसी की होती है। बिना अध्यवसाय के कोई भी व्यक्ति सफल नहीं हुआ है। प्रयास कीजिए, अपने भीतर के उतावलेपन को रोकिए, सोच-समझ कर निर्णय लीजिए, प्रबल इच्छा और दृढ़ संकल्प करना सीखिए। जब कोई कार्य हाथ में लें, तो एकाग्रचित होकर उसमें जुट जाइए और तब तक जुटे रहिए, जब तक वह समाप्त न हो जाए। विघ्न-बाधा, विरोध और कठिनाइयों का सामना करने के लिए अपने भीतर उत्साह की शक्ति उत्पन्न कीजिए। श्रम, एकाग्रता और धैर्य के साथ कार्य में जुटे रहिए। जब आप अपना चरित्र ऐसा बना लेंगे, तो कौन-सा कार्य ऐसा है जो आपसे नहीं हो पाएगा? इस संसार में प्रकृति के अतिरिक्त जो भी आप देख रहे हैं, सब कुछ मनुष्य ने ही बनाया है। आप में वे सभी शक्तियां विद्यमान हैं, जो किसी भी अन्य पुरुष और स्त्री में उपलब्ध हैं। अपने आशावान विचारों को प्रतिस्फुटित कीजिए।

अहंकारी मनुष्य केवल अपने ही महान् कार्यों का वर्णन करता है और दूसरों के केवल कुकर्मों का। *—स्पिनोज़ा*

व्यक्तित्व में विनम्रता लाइए

श्रेष्ठता का भाव व्यक्ति के भीतर अभिमान उत्पन्न करता है। अभिमान की कोई निश्चितता नहीं है। धन का अभिमान, ज्ञान का अभिमान, परिवार का अभिमान, रूप का अभिमान, यौवन का अभिमान, आदि-आदि। अभिमान ही व्यक्ति को विनम्र होने से रोकता है। जब तक व्यक्ति के चरित्र में विनम्रता नहीं है, उसका चरित्र एक छिछले जल स्रोत की भांति रह जाता है। विनम्रता चरित्र को सागर की भांति गंभीरता और शांति प्रदान करती है। विनम्र व्यक्ति मन, कर्म और वाणी से अहिंसक अर्थात् दूसरों को कष्ट न पहुंचाने वाला बन जाता है, ठीक उसी तरह जैसे गहरा पानी जब चंचल नहीं होता तो उसका चरित्र भी शांत और सरल बन जाता है। जब तक यह गुण व्यक्ति के चरित्र में नहीं आता, वह अपनी शक्ति का अत्यधिक दुरुपयोग ही करता रहता है।

व्यावहारिक जीवन में ऐसा प्रायः देखने को मिलता है कि मनुष्य अपनी श्रेष्ठता के भाव को अत्यधिक प्रदर्शित करना चाहता है। इसी भावना से प्रेरित होकर प्रत्येक व्यक्ति अनेक कार्य करता है। जब दूसरे व्यक्ति उसके द्वारा किए गए कार्यों की प्रशंसा करते हैं, तो उसे अत्यधिक आनंद का अनुभव होता है। इसी भावना से प्रेरित होकर कुछ लोग उत्तेजित भी हो जाते हैं और वे स्वतः भी अपने द्वारा किए गए कार्यों की श्रेष्ठता का बखान करने लगते हैं, साथ-ही-साथ दूसरों द्वारा किए गए अनुचित निर्णयों की भी चर्चा करते रहते हैं। अपनी प्रशंसा सुनकर अथवा अपनी प्रशंसा करते समय उनके मस्तिष्क के स्नायुओं में उत्तेजना उत्पन्न हो जाती है और तब उनके भीतर की शांति भंग हो जाती है। कुछ ऐसे व्यक्ति भी होते हैं, जो प्रत्यक्ष अथवा परोक्ष रूप से अकारण ही अपनी प्रशंसा करते रहते हैं। इतना ही नहीं, ऐसे व्यक्ति अपनी प्रशंसा के साथ-साथ दूसरों की निंदा, आलोचना की चर्चा करने में भी संकोच नहीं करते।

जो अहिंसक है और ज्ञान-विज्ञान से तृप्त है, वही ब्रह्मा के आसन पर बैठने का अधिकारी होता है। *—मनुस्मृति*

अनावश्यक बोलते रहना, बेतुके तर्कों में दूसरों के साथ अपने आप को घसीटना, उसके चरित्र की दिनचर्या बन जाती है। किसी भी रचनात्मक कार्यों से उसका मन ऊब जाता है। व्यक्ति उद्दंड बन जाता है और वह सदैव अपनी ही प्रशंसा करता रहता है। दूसरों की कम सुनता है, उन्हें बोलने का अवसर ही नहीं देना चाहता। यही तो उसके छिछलेपन का द्योतक है। इसके विपरीत एक शांत और विनम्र व्यक्ति दूसरे की सुनता है और मात्र उतना ही बोलता है, जितना उस परिस्थिति में आवश्यक है। शांत व्यक्ति का अर्थ मात्र बिना बोले शांत बने रहना ही नहीं है। विनम्र व्यक्ति सदैव मन, कर्म और वाणी से शांत बनने का प्रयास करता है।

मस्तिष्क में उठे उत्तेजनात्मक विचारों को पहले शांत करने का प्रयास कीजिए, फिर आपकी वाणी स्वतः नियंत्रित हो जाएगी। मस्तिष्क की उत्तेजना ही व्यक्ति को कर्म और वाणी से भी उत्तेजित कर देती है। मार-पीट, दंगा-फसाद अथवा वाक्-युद्ध, इन सबों की उत्पत्ति मनुष्य के मस्तिष्क में उठ रहे उत्तेजक विचारों से ही होती है। किसी घटना अथवा बातचीत के क्रम में पहले उसके मस्तिष्क में उद्वेग और उत्तेजना उत्पन्न होती है और फिर उसी उत्तेजना के वेग से स्वचालित मशीन की भांति वह बोलना प्रारंभ करता है। मन में उठ रहे आंधी के उद्वेग से वाणी पर नियंत्रण रखना भी कठिन हो जाता है। आवेग और आवेश में व्यक्ति वैसी बातें भी बोल जाता है, जो उसे नहीं बोलनी चाहिए थीं और उसका परिणाम भयानक हो जाता है।

मनुष्य द्वारा मन-मस्तिष्क में उठ रहे विचारों को व्यक्त करने के अनेक माध्यम हैं–हाव-भाव, भाव-भंगिमा, इशारा, लिखना और बोलना। इनमें सबसे प्रमुख है, बोलना अर्थात् वाणी इन सभी माध्यमों में सबसे प्रभावी और सशक्त माध्यम है। **वाणी वह तीर है, जो एक बार धनुष से निकल जाने पर वापस नहीं लिया जा सकता।** इससे घायल व्यक्ति आजीवन पीड़ित रहता है। यह सीधे दूसरों के मन पर आघात करता है। शरीर का घाव कुछ दिनों में भर जाता है, परंतु मन की पीड़ा जीवन भर तड़पाती रहती है। ऐसे अमोघ शस्त्र का प्रयोग पूर्ण रूप से सोच-विचार कर ही करना चाहिए।

सोच-विचार कर करना तो सभी चाहते हैं, परंतु उनके मन और मस्तिष्क की उत्तेजना उनकी जिह्वा को उनके नियंत्रण में रहने ही नहीं देती, क्योंकि उन्होंने मन-मस्तिष्क की उत्तेजना को शांत करने का अभ्यास ही नहीं किया है। यह एक साधारण भूल

महान् वही है, जो न किसी का शासन मानता है और न किसी पर शासन करता है।
–खलील जिब्रान

है, जो अधिकांश व्यक्ति करते रहते हैं। अनावश्यक बोलने वाले ऐसा निर्णय कई बार लेते देखे गए हैं कि भविष्य में वे शांत रहेंगे, परंतु कुछ ही समय के उपरांत वे स्वयं ही उसे तोड़ देते हैं और बिना सिर-पैर की बातें बोलने को बाध्य हो जाते हैं। व्यक्ति भूल जाता है कि उसकी वाणी उसके मन-मस्तिष्क में उठ रहे उत्तेजना का ही फल है। इसलिए वाणी पर नियंत्रण करने के पूर्व अपने मन और मस्तिष्क पर नियंत्रण करने का अभ्यास कीजिए।

मन और मस्तिष्क पर नियंत्रण करना अर्थात् उद्वेग और उत्तेजना के बीच भी शांत बने रहना व्यक्ति के चरित्र में बड़ा महत्त्वपूर्ण स्थान रखता है। यही उसके चरित्र की गहराई है और इसी से उसके व्यक्तित्व का आंकलन अथवा मूल्यांकन किया जाता है। इसका प्रभाव मात्र उसकी वाणी में ही नहीं, अपितु उसके कर्म में भी प्रदर्शित होता है। दूसरों के आदर्शों को दोषपूर्ण बताना एक साधारण-सी बात है। क्योंकि जब उसके आदर्श आपके आदर्श से मेल नहीं खाते हैं, तो आपका मन उसे स्वीकार करने को तैयार नहीं होता है और तब आप उसका विरोध करने लगते हैं। सोचिए, आपको दूसरों के आदर्शों का विरोध करने का क्या अधिकार है? उन्हें स्वतंत्रता पूर्वक अपनी इच्छानुसार सोचने और कार्य करने दीजिए। क्यों चाहते हैं कि दूसरे भी आपके हर आदर्शों को ही उचित समझें। इस प्रकार के विचार सदैव व्यक्ति के छिछलेपन के द्योतक हैं। प्रत्येक व्यक्ति को अपने आदर्शों के अनुसार बोलने और कार्य करने की स्वतंत्रता होनी चाहिए। यदि हमारे आदर्शों के विरुद्ध कोई कुछ बोलता अथवा करता है, तो हमें निश्चय ही अच्छा नहीं लगता। ठीक इसी प्रकार हमें सोचना चाहिए कि हम जब अपने विचारों को बलपूर्वक उचित और दूसरे के विचारों को अनुचित सिद्ध करने का प्रयास करते हैं, तो उस व्यक्ति को बुरा लगना स्वाभाविक है। अभ्यास कीजिए, मन-मस्तिष्क में उठ रहे उद्वेग और उत्तेजना को रोकने का। प्रारंभ में तो यह बड़ा कठिन कार्य लगता है, परंतु धीरे-धीरे अभ्यास करते-करते इसे अपने चरित्र में उतारा जा सकता है।

जब व्यक्ति के विचार, कर्म और वाणी में अहिंसा की भावना आ जाएगी, तो व्यक्ति स्वतः किसी दूसरे व्यक्ति को किसी प्रकार का कष्ट, क्लेश और पीड़ा देना नहीं चाहेगा। मात्र बोलने तक ही नहीं, उसके कार्यों में भी सहिष्णुता, सहानुभूति, प्रेम, करुणा, नम्रता आदि स्पष्ट दृष्टिगोचर होने लगेंगे। एक विनम्र व्यक्ति यह भली-भांति जानता है कि उसे क्या बोलना चाहिए और क्या नहीं बोलना चाहिए अर्थात् कब मौन रहना चाहिए। मौन में बड़ी शक्ति है। **महापुरुषों ने तो मौन रह कर ही**

विनय और श्रद्धा के सामने तर्क पेश नहीं किया जाता।
—सुदर्शन

कितने ऐसे महान् कार्य कर लिए हैं, जो बोलते-बोलते थक जाने पर भी करना असंभव है।

बोलना व्यक्ति को चिंतन से दूर करता है। बोलते समय प्रायः हम कुछ गंभीर चिंतन नहीं कर सकते और इसी प्रकार चिंतन करते समय भी हम कुछ नहीं बोल सकते। मनुष्य की सारी शक्तियों का भंडार उसका मन है। मन को विकसित करना, बुद्धि और विवेक को जागृत करना, मात्र चिंतन से ही संभव है और चिंतन करना तभी संभव है, जब आप शांत रहें। मौन रहने से शरीर में व्यय हो गई ऊर्जा का पुनः निर्माण होता है।

जितने भी महान् व्यक्ति हुए हैं, उनके चरित्र में विनम्रता का मुख्य स्थान रहा है। अभिमान और अहंकार के शब्दों से वे सदैव दूर रहे हैं। उन्होंने कभी भी अपने अभिमान की चर्चा नहीं की। अपना प्रचार करके अपने संबंध में उन्होंने कभी नहीं बताया। उनके मरने के उपरांत अथवा उनके जीवन काल में ही दूसरे व्यक्ति स्पष्ट देख पाते हैं कि परहित के लिए उन्होंने कैसे-कैसे कार्य किए हैं और उन्हीं कार्यों पर उनकी महानता का मूल्यांकन होता है। इसके विपरीत क्षुद्र व्यक्ति करता तो बहुत कम है, पर प्रचार बहुत अधिक करता है। यही उसके छिछलेपन का द्योतक है।

कुछ मूढ़ और अज्ञानी व्यक्ति विनम्रता को कायरता समझते हैं। वे सोचते हैं कि अमुक व्यक्ति ने मेरे संबंध में ऐसा कहा, तो मुझे भी उसे ऐसा कहना चाहिए और वैसा ही कहकर ईंट का जवाब पत्थर से देने की उक्ति को चरितार्थ करते हैं। साथ-ही-साथ जो लोग ऐसा नहीं करते, उन्हें कायर और कमजोर समझते हैं। वे भूल जाते हैं कि दूसरों को कष्ट न देना, उनकी भावनाओं का आदर करना, ऐसा बर्ताव करना जो दूसरों को प्रिय लगे, ऐसा बोलना जो उन्हें आनंदप्रद लगे, ये सब व्यक्ति के उच्च चरित्र का द्योतक हैं। **दूसरों को कष्ट न देकर उन्हें कष्टों से मुक्ति दिलाना व्यक्ति के शक्तिशाली होने का प्रमाण है।** छिछले आचरण वाले व्यक्ति उन गूढ़ रहस्यों को समझ पाने में असमर्थ रहते हैं और वे अपने आदर्शों को उचित जताने हेतु तर्क करके अपने आदर्शों को बलपूर्वक दूसरों पर थोपने को ही अपनी विजय समझते हैं।

विनम्रता का कोई उद्देश्य नहीं होता। यह तो विचारों की उच्चता के कारण व्यक्ति के चरित्र में स्वतः उत्पन्न होती है अथवा व्यक्ति अपनी सूझ-बूझ से इसे अपने हृदय में प्रतिष्ठित करता है। व्यक्ति का मस्तिष्क जैसे-जैसे विकसित होता जाता

मनुष्य जितना विनम्र होता है, उतना ही ऊंचा उठ जाता है।
—बिहारीलाल

है, वह देखने लगता है कि अनंत ज्ञान के भंडार से उसने मात्र कुछ अंश ही प्राप्त किया है। जब उसकी जिज्ञासा बढ़ती है, तो ज्ञान के प्रति उसमें आदर का भाव आता है। वह अपने में अनेक गुणों की कमी का अनुभव करने लगता है। दूसरे लोगों में अनेक खास-खास गुण देखने लगता है। उनके दोषों की ओर उसका ध्यान नहीं जाता और वह दूसरों से कुछ सीखने का प्रयास करता है। संसार में एक भी ऐसा व्यक्ति नहीं है, जिसके चरित्र अथवा व्यक्तित्व में गुण न हों। जब आप इस दृष्टि से किसी के चरित्र को देखेंगे, तो उसके गुणों को आप बड़ी सरलता से देख सकते हैं। महान् व्यक्तियों ने तो अनेक गुणों को साधारण व्यक्तियों से सीखा है। ऐसी स्थिति में उनके भीतर दूसरों से महान् होने की भावना समाप्त हो जाती है, क्योंकि व्यक्ति के लिए बिना अपने अहं को समाप्त किए दूसरों से कुछ ग्रहण करना कठिन है। ऐसे व्यक्तियों के चरित्र में अभिमान लेशमात्र भी नहीं रहता और पृथकता के विचार भी समाप्त हो जाते हैं।

बक-बक करने वाले, अधिक बोलने वाले, वाक् पटु व्यक्ति ऐसा समझते हैं कि वे अपनी वाक् पटुता के बल पर दूसरों पर सरलता से प्रभाव डाल सकते हैं, अपनी महानता और ज्ञान का आभास दिला सकते हैं। वे नहीं जानते कि **व्यक्ति की बातों से अधिक प्रभावशाली उसका चरित्र होता है। बातों का प्रभाव श्रोताओं पर मात्र एक चौथाई से भी कम पड़ता है, तीन चौथाई प्रभाव तो कुछ कहने वाले व्यक्ति के चरित्र का पड़ता है।** दो व्यक्ति यदि कुछ श्रोताओं के बीच अपने दो विपरीत विचार उद्धृत करें, तो सुनने वालों पर उन दोनों विचारों से अधिक प्रभाव उन दोनों व्यक्तियों के चरित्र का पड़ता है। हम क्या बोलते हैं, इससे अधिक प्रभाव उस बात का पड़ता है कि हमारा चरित्र कैसा है।

महात्मा बुद्ध ने जो कुछ भी कहा, वह आप भी कह सकते हैं। सच बोलो, बड़ों का आदर करो, जैसे सर्वमान्य विचार उनके पूर्व और उनके बाद भी बहुतों ने कहे, परंतु श्रोताओं ने उनके उपदेशों को जितना महत्त्व दिया, दूसरों के उपदेशों को उतना नहीं। यह एक प्रमाणित तथ्य है कि बोलने वाले के चरित्र के आधार पर ही लोग उसके विचारों को मानते हैं। चरित्रवान व्यक्ति सदैव विनम्र होता है। शांति, मौन, एकांत चिंतन, व्यक्ति को और अधिक विनम्र बनाते जाते हैं। व्यक्ति के भीतर की समग्रता, सभी प्राणियों के प्रति दया, करुणा और प्रेम उसे अतिशय विनम्र बना देते हैं। उसके अधिकाधिक कार्य मात्र उसकी विनम्रता के कारण ही संपन्न होते जाते हैं।

विनय समस्त गुणों की आधारशिला है।

—कन्फ्यूशियस

पवित्रता विनम्र व्यक्ति के चरित्र की पहली सीढ़ी है। पवित्रता अर्थात् आंतरिक और बाह्य, दोनों की पवित्रता। हम बाह्य पवित्रता पर जितना ध्यान देते हैं, उसका एक छोटा अंश भी अपनी आंतरिक पवित्रता पर नहीं दे पाते। बाह्य पवित्रता अर्थात् शरीर की पवित्रता, जिसकी शिक्षा बाल्यकाल से ही बालक-बालिकाओं को घर तथा पाठशालाओं में मिलती है, परंतु मन की पवित्रता के संबंध में कोई शिक्षण अथवा प्रशिक्षण साधारणतः उपलब्ध नहीं होता। व्यक्ति के चरित्र में पवित्रता का अर्थ है, उसका अपने व्यवहार से दूसरों को किसी प्रकार का कष्ट न देने का विचार और यह विचार उस समय तक व्यक्ति के मस्तिष्क में आता ही नहीं है, जब तक वह विनम्र न बने। विनम्र व्यक्ति दूसरों के दुख, कष्ट और पीड़ा में स्वयं अपने को अंतर्निहित पाता है। उसके विचार अंतःकरण से शुद्ध और परोपकारी बन जाते हैं।

विनम्र व्यक्ति सदैव क्षमाशील होते हैं। क्षमा भय और कायरता से प्रेरित होकर उत्पन्न नहीं होती, वह तो ज्ञान, दया, प्रेम, करुणा और सहानुभूति से उत्पन्न होती है। एक विनम्र और उच्च चरित्र वाले व्यक्ति के समक्ष बड़े-से-बड़ा, भयानक, क्रूर, निर्दयी और पतित व्यक्ति भी अपने को समर्पित कर देता है। महात्मा बुद्ध और अंगुलिमाल की कहानी इस संबंध में एक उपयुक्त उदाहरण है।

भगवान बुद्ध अपने धर्म प्रचार के क्रम में भ्रमण करते हुए कौशल नरेश प्रसेनजित के पास पहुंचे। प्रसेनजित उनका शिष्य भी था। उन दिनों प्रसेनजित के राज्य में अंगुलिमाल नामक डाकू का आतंक फैला हुआ था। उसने सहस्र मनुष्यों को मारने का संकल्प किया था। वह प्रारंभ में तो मारे जाने वाले लोगों की संख्या याद रखता पर कुछ दिनों के बाद भूल जाता था। उसने संख्या याद रखने की एक युक्ति निकाली। अब वह जिसकी भी हत्या करता, उसकी एक अंगुली काटकर माला में गूंथता जाता था, इसीलिए उसका नाम अंगुलिमाल पड़ा था। उसके आतंक से प्रजा त्रस्त थी। चारों ओर त्राहि-त्राहि मची हुई थी।

राजा को चिंताकुल देखकर भगवान बुद्ध को दया आ गई। उन्होंने मन-ही-मन राजा के दुःख को दूर करने का निश्चय किया और उस जंगल की राह पकड़ी, जिसमें वह भयानक दानव रूपी अंगुलिमाल छिपा रहता था। राजा ने जंगल की राह बंद करवा दी थी। साधारण आदमी उस जंगल की ओर नहीं जा पाता था। पर भगवान

आलस्य, स्त्री में आसक्ति, अस्वस्थता, जन्मभूमि का मोह, संतोष और भीरुता–ये छः मनुष्य की उन्नति में बाधक होते हैं।
—भारवि

बुद्ध को उधर जाने से कौन रोक सकता था? वे जंगल में घुसे। सोचते जा रहे थे कि मनुष्य, मनुष्य को क्यों दुःख देता है। जीवन में यों ही ढेर सारा दुःख भरा पड़ा है। वे घनघोर जंगल में पहुंचे कि आवाज आई, 'खबरदार, ठहर जा'। यह आवाज दो-तीन बार आई। इसी बीच भगवान बुद्ध के आगे एक भयानक आकृति पेड़ पर से कूद पड़ी। वह अंगुलियों की माला पहने, हाथ में कटार लिए, लाल-लाल आंखें, उग्र बिखरे बाल, लंबी भुजा यमराज की भांति सामने खड़ा हो गया। भगवान बुद्ध ने मुस्कराते हुए प्रेम भरी दृष्टि से देखते हुए विनम्र भाव से कहा, 'मैं तो ठहर गया पर तुम कब ठहरोगे?'

भगवान बुद्ध की निर्भीकता, दृढ़ता, करुणा भरी दृष्टि और विनम्रता ने जादू का काम किया। अंगुलिमाल उनसे नजर मिलाने में अपने को असमर्थ पा रहा था। उसने आश्चर्य से पूछा, "तुम कौन हो?" भगवान बुद्ध ने अपना नाम बताया। अंगुलिमाल ने उनके विषय में पहले से ही सुन रखा था। उस महान् व्यक्ति को विनम्र और निर्भीक रूप में अपने सामने खड़ा देख वह स्वयं घबरा गया। उसने इस मिलन की कभी कल्पना भी नहीं की थी। अब क्या था, भगवान बुद्ध के विनम्र आचरण के आगे वह नतमस्तक होकर उनके पैरों पर गिर पड़ा, और फिर उनका शिष्य बन गया।

ऐसी अनेक घटनाएं सदैव घटित होती रहती हैं, जब क्रूर और पतित चरित्र वाले व्यक्ति भी उच्च और नम्र चरित्र वाले व्यक्तियों के समक्ष झुक जाते हैं।

यह आवश्यक नहीं है कि यदि आप पूर्व में विनम्र नहीं रह सके हैं, तो भविष्य में भी आप विनम्र नहीं रह पाएंगे। एक कहावत है, 'जब जागो तभी सवेरा'। आज से ही विनम्रता का प्रयास आरंभ कीजिए। अपने परिवार में ही इसे प्रारंभ किया जा सकता है। अपने पति अथवा पत्नी से, पुत्र-पुत्रियों से, घरेलू नौकर और कार्यालय के कर्मचारियों से, मित्रों और संबंधियों से बातें करते समय थोड़ा सचेष्ट और सावधान रहें। अपने मस्तिष्क में उद्वेग और उत्तेजना से आने वाले ऐसे विचारों को वहीं समाप्त करने का प्रयास कीजिए। उनसे प्रभावित होकर कुछ भी बोलना एक भूल है। देखिए, एक दिन में कितनी बार आप वैसे उद्वेग और उत्तेजना को रोकने में सफल हो पाते हैं। यदि आपके मस्तिष्क में सदैव ऐसी बातें रहेंगी कि उत्तेजित अवस्था में आपका बोलना उचित नहीं है, तो यह आपको मार्ग प्रदर्शन कराती रहेंगी

जिसकी बुद्धि ने विश्व के व्यापार में नियम को नहीं पहचाना, वह जीवन के हर विषय में अशक्त, अकृतार्थ तथा पराभूत है।
—टैगोर

और दूसरों के कार्यों अथवा बातों से आपके भीतर वैसी ही उत्तेजना उत्पन्न होगी। यह विचार उस पर नियंत्रण करने में आपके सहायक सिद्ध होंगे। प्रारंभ में ऐसा हो सकता है कि आप अपनी उत्तेजना को नियंत्रित करने में असफल हो जाएं, परंतु मात्र कुछ ही बात बोलने के उपरांत जब आपको अपने द्वारा किया गया निश्चय स्मरण होगा, तब भी आप अपने को उसी समय से नियंत्रित करने में सफल हो सकते हैं। आपका प्रयास जितना अधिक रहेगा, अभ्यास में उतनी ही सहायता मिलेगी। धीरे-धीरे निरंतर प्रयास से एक उद्दंड और कटु वचन बोलने वाला व्यक्ति भी शांत और विनम्र व्यक्ति बन सकता है। जब आपका मन शांत रहता है, वह अपनी खोई हुई शक्तियों का संचय करता है, उसे विकसित करता है और मस्तिष्क में अनेक अच्छे विचारों को उत्पन्न करता है।

नियम मन के लिए एक दृढ़ आलंबन है।
—रवीन्द्रनाथ टैगोर

सहनशक्ति बढ़ाइए

सहनशीलता का अर्थ होता है, व्यक्ति में किसी बात को सहन करने की शक्ति। साधारणतः जब परिस्थिति, घटना अथवा बातचीत व्यक्ति के मन के अनुकूल होती है, तब उसे आनंद का अनुभव होता है, परंतु जब वस्तु स्थिति बदल जाती है, परिस्थितियां, घटनाएं और वार्तालाप व्यक्ति की इच्छाओं के प्रतिकूल होने लगते हैं, तब उसके मन में प्रसन्नता के स्थान पर उत्तेजना उत्पन्न हो जाती है और अपने सामर्थ्य के अनुसार वह उनको अपने अनुकूल बनाने का प्रयत्न करता है। उसकी असफलता इसमें अनेक समस्याओं को जन्म देती है। उसमें द्वेष, ईर्ष्या, क्रोध, आदि की भावना उत्पन्न हो जाती है। वह मित्र को शत्रु समझने लगता है, अपनी महत्ता की भावना पर पड़े आघात से तिलमिला उठता है, मन अशांत हो उठता है, उसे ऐसा लगता है कि उसका अस्तित्व ही समाप्त होता जा रहा है। यह सब उसके भीतर एक भयानक विस्फोट का रूप धारण कर लेता है। व्यक्ति का परिवार और समाज, सभी इससे प्रभावित हो जाते हैं। मानसिक तनाव बढ़ता जाता है। ये सभी मिलकर एक सबल विरोध की भावना उत्पन्न करते हैं, दूसरे व्यक्ति के प्रति विरोध, समाज के प्रति विरोध, आदि।

कई घटनाओं में तो यह राष्ट्रों के प्रति विरोध का भी कारण बनता है। असहनशीलता के कारण अनेक बड़े-बड़े युद्ध हुए। कई राष्ट्र समाप्त हो गए। व्यक्तिगत जीवन में भी इसने अनेक अच्छे मित्रों को शत्रु बना दिया है। कई परिवारों में गृहयुद्ध और गृहकलह उत्पन्न हो गए। व्यक्ति के चरित्र में सहनशीलता की कमी उसे अनेक उलझनों में फंसा देती है। **सहनशील बनना सबल चरित्र का द्योतक है।**

सहनशक्ति की कमी व्यक्ति के भीतर क्यों उत्पन्न होती है? यदि इस विषय पर गंभीरता से व्यक्ति के चरित्र का विश्लेषण किया जाए, तो इसके लिए व्यक्ति

जो व्यक्ति निश्चय कर सकता है, उसके लिए कुछ भी असंभव नहीं है।
—इमर्सन

के भीतर छिपी उसकी महत्ता की भावना ही सर्वाधिक उत्तरदायी है। प्रत्येक व्यक्ति के भीतर उसका एक निज का स्वतंत्र व्यक्तित्व है, एक छिपी लालसा है कि दूसरे भी उसके महत्त्व को समझें, उसके विचारों का आदर करें, उसकी स्वतंत्रता का विरोध न करें। जब उसकी इस भावना को ठेस लगती है, अथवा किसी दूसरे व्यक्ति के व्यवहार से उसे ऐसा लगता है कि यह व्यक्ति उसके विचारों के प्रतिकूल सोच रहा है अथवा कर रहा है, तो अनायास ही उसे अपनी पहचान ही लुप्त होती नजर आने लगती है। उसके भीतर विरोध करने का विचार उत्पन्न हो जाता है और वह मन, वचन और कर्म से उसका विरोध करने लगता है।

जब व्यक्ति दूसरों को अपने अनुकूल बनाना या चलाना चाहता है और वह अपने उद्देश्य में स्वयं असफल होते देखता है, तो अकस्मात् प्रबल वेग से उसके भीतर विरोध की भावना उत्पन्न हो जाती हैं, और तब वह स्वयं को रोक नहीं पाता। आपने देखा होगा कि अनेक परिवारों में जब छोटे बच्चे माता-पिता के विरुद्ध कोई कार्य करते हैं, तो माता-पिता असहनशील हो जाते है, क्योंकि बच्चे उनके अनुकूल नहीं चल पाते और उनकी पिटाई हो जाती है। युवा और प्रौढ़ लोगों में भी उनके विचारों को दूसरों द्वारा महत्त्व नहीं देने के कारण असहनशील हो उठना एक साधारण बात है। घर में, परिवार में, गांव में और शहर में सभी स्थानों पर कलह उत्पन्न हो जाती है। विचारों में और कार्यों में थोड़ा भी अवरोध, विरोध और प्रतिकार की भावना व्यक्ति को असहनशील बना देती है। इससे तर्क-कुतर्क, लड़ाई-झगड़े ही होते हैं।

प्रत्येक व्यक्ति के पास बुद्धि, विवेक और ज्ञान की मात्रा एक-सी नहीं होती है। सभी अपनी बुद्धि के अनुसार ही किसी वस्तु को देखते अथवा समझते हैं। ऐसी स्थिति में प्रत्येक व्यक्ति के कार्यकलापों तथा विचारों में अंतर होना स्वाभाविक है। हम जो भी करते हैं, सोचते हैं अथवा बोलते हैं, वह अधिकाधिक हमारे चरित्र पर निर्भर करता है। हमारे चरित्र का निर्माण हमारी सोच और परिवेश पर निर्भर करता है। मनुष्य के चरित्र में स्वाभाविक रूप से अनेक गुण-दोष विद्यमान रहते हैं। यह व्यक्ति के प्रयास और अभ्यास पर निर्भर करता है कि उसने अपने चरित्र में विद्यमान दोषों और गुणों को कितना बढ़ाया या घटाया है। व्यक्ति का यह प्रयास भी उसके परिवेश पर ही निर्भर करता है।

विवेक जीवन का नमक और कल्पना उसकी मिठास है। एक उसको सुरक्षित रखता है और दूसरा उसे मधुर बनाता है। —बोनी

जिन लोगों ने अपने चरित्र को दोषमुक्त बनाने का प्रयास किया है, उन्होंने अपने चरित्र के अनेक अवगुणों पर नियंत्रण कर लिया है। इसके विपरीत आपको कुछ ऐसे व्यक्ति भी मिल जाएंगे, जिनके चरित्र में इन अवगुणों ने अत्यधिक बढ़ोतरी कर ली और उनके गुणों को ढक दिया। एक ही वस्तु अथवा घटना पर अनेक व्यक्तियों के भिन्न-भिन्न विचार भी हो सकते हैं। अतः यह सोच लेना चाहिए कि हमारा ही विचार दोषमुक्त, उचित और न्यायसंगत नहीं है। यदि ऐसा हो भी, तो हो सकता है कि दूसरे व्यक्ति अपने दृष्टिकोण से उसे वैसा नहीं देख पाते हैं। दृष्टिकोण और चरित्र के अनुसार उन्हें अनेक दोष और त्रुटियां नजर आ सकते हैं। यही विरोध और प्रतिशोध का मुख्य कारण हो जाता है। एक चोर की दृष्टि में और एक साधु की दृष्टि में महान अंतर हो जाता है। इसी तरह दो साधारण व्यक्तियों के दृष्टिकोणों में भी अंतर हो सकते हैं।

एक 50 वर्ष की आयु का शिक्षक पांच वर्ष की आयु के छात्र से इसलिए अप्रसन्न था कि उसने क, ख, ग लिखना सीखने में अत्यधिक समय लगा दिया। शिक्षक ने बालक की इतनी पिटाई की कि इस घटना की सारे शहर में चर्चा हो गई। दूसरे दिन समाचार-पत्रों में यह समाचार आया। भला सोचिए तो इसमें उस बालक का क्या अपराध था। शिक्षक भी तो लगातार कई सप्ताह से उसे क, ख, ग लिखना सिखाते सिखाते थक गए थे, तब उनका क्रोधित होना भी स्वाभाविक था। यदि शिक्षक महोदय अपने को उस बालक की परिस्थिति में रखकर सोचते, तो निश्चय ही उन्हें उस बालक की अज्ञानता के प्रति क्रोध के बदले दया आती। उन्होंने बालक की सही परिस्थिति और चरित्र का आकलन नहीं किया और भली-भांति अपने को उसके स्थान पर रखकर नहीं सोचा। वे शीघ्र ही अधीर हो गए और उसकी पिटाई कर दी। शिक्षक महोदय जिसे छोटी-सी बात समझ रहे थे अथवा बहुत सरल कार्य समझ रहे थे, निश्चय ही उनके दृष्टिकोण से एक सरल कार्य था, परंतु यदि उसी बात को उस छोटे बालक के दृष्टिकोण से देखा जाए, जिसे कई दिनों के प्रयास के उपरांत भी वह नहीं सीख सका, तो यही कार्य कठिन और जटिल लगेगा।

यदि हम दूसरों की परिस्थिति में स्वयं को रखकर निर्णय लेंगे, तो उनके निर्णय हमें उचित और सही प्रतीत होंगे। फिर उन पर क्रोधित होने का भाव मन से जाता रहेगा। हमें यह मान लेना चाहिए कि यदि उनका चरित्र, आयु, बुद्धि और परिस्थिति, सब कुछ हमारे जैसा ही होता, तो वे भी वैसा ही सोचते, करते और बोलते जैसा हम कर रहे हैं।

सहनशीलता सर्वोत्तम धन है।

–विक्टर ह्यूगो

कुछ अज्ञानी व्यक्ति सहनशीलता को भय और कायरता का प्रतीक मानते हैं, पर सच में ऐसा नहीं है। अत्याचार और अपराध जैसे निंदनीय कार्यों के प्रति सहिष्णु होना सदैव अनुचित माना गया है। उसका विरोध करना ही उचित है। अपने दैनिक जीवन में जहां कोई अत्याचार अथवा अन्याय की बात नहीं है, वहां भी अकारण अधिकाधिक व्यक्ति इतने अधीर और असहनशील हो जाते हैं कि उनके कई कार्य बनते-बनते बिगड़ जाते हैं। भाई-भाई के विचारों में अंतर हो जाता है, परिवार टूट जाते हैं, पति-पत्नी में मन-मुटाव हो जाता है, जो आगे चलकर अत्यधिक विस्फोटक बन जाता है। यहां कोई अन्याय और अत्याचार की बात नहीं है, अपनी महत्ता की भावना को बलपूर्वक दूसरों पर थोपने की लालसा, वर्चस्व का भाव व्यक्ति को उत्तेजित कर शीघ्र ही असहिष्णु बना देता है। वह सभी कुछ बोल देता है, कोई ऐसा कार्य कर देता है कि जिससे दूसरों की महत्ता पर आघात पड़ता है और यही अनेक समस्याओं को जन्म देता है।

यदि अपने भीतर उठ रहे उद्वेग को थोड़ी देर के लिए रोक लिया जाए, अपने मुंह को बंद कर लिया जाए और यही सोचा जाए कि इस व्यक्ति में जितनी बुद्धि और विवेक है, इसने उसी के आधार पर सोचा, इसमें भला उसका क्या अपराध है, तो ऐसा सोचना आपको शीघ्र सहिष्णु बना देगा और आप अनेक समस्याओं से बचते चले जाएंगे। आपके पारिवारिक जीवन के साथ-साथ व्यावसायिक और सामाजिक जीवन भी सुखमय बन जाएगा।

कुछ लोग तो इतने अधीर और असहनशील होते हैं कि उन्हें सदैव कष्ट ही भोगना पड़ता है। आप ऐसे अनेक व्यक्तियों को जानते होंगे, जो गर्मी के दिनों में इसलिए दुखी रहते हैं कि मौसम उनके अनुकूल नहीं है। वे भली-भांति जानते हैं कि मौसम को बदल देना उनके वश में नहीं है, फिर भी वे दुःख और कष्ट का ही अनुभव करते रहते हैं। घर में, कार्यालय में, सड़क पर, बाजार में, मित्रों के बीच भी उनका मन खिन्न रहता है। गर्मी हो या सर्दी अथवा बरसात, वे सदैव दुखित ही रहते हैं। चरित्र में चिड़चिड़ापन, कार्य न करने की प्रवृत्ति और सहनशीलता की कमी व्यक्ति के जीवन को दुखमय बना देती।

सहनशील बनिए, सोचिए सब कुछ आपके मनोनुकूल हो जाना असंभव है। यदि गर्मी न हो, बरसात न हो, सर्दी न आए, जीवन में सुख-दुख न हो, तो विविधता

जो मनुष्य निश्चित कार्यों को छोड़कर अनिश्चित के पीछे दौड़ता है, उसके निश्चित कार्य भी नष्ट हो जाते हैं, अनिश्चित तो नष्ट हुआ ही रहता है। —चाणक्य

ही समाप्त हो जाएगी। यदि संपूर्ण प्रकृति ही आपके मनोनुकूल हो जाए, तो यह आपकी विजय नहीं अपितु पराजय होगी। आपका जीवन अत्यंत कठिन और क्लेशकर बन जाएगा। परिवर्तन सदैव अच्छे के लिए ही होता है। अनेक विद्वानों ने तो सुख से अधिक दुख को महत्ता दे डाली है। साधारण व्यक्ति दुख के नाम से ही घबरा जाता है। यदि दुख न हो, अंधकार न हो, तो सुख का और प्रकाश का क्या महत्त्व रह जाएगा? व्यक्ति के चरित्र निर्माण में दुख की उपयोगिता सुख से कम नहीं है।

कुछ धनी और सामर्थ्यवान व्यक्ति अपनी संतान को सदैव दुख और कठिनाई से वंचित रखना चाहते हैं। उन पर सुख का आवरण डाल देते हैं। यह उनके चरित्र को पंगु और उन्हें निकम्मा बना देता है। ऐसे बालक-बालिकाओं का चरित्र निर्माण उचित दिशा में नहीं हो पाता। उनमें कठिनाइयों, उलझनों और समस्याओं से निपटने की शक्ति की सदैव अल्पता रहती है। एक छोटी-सी समस्या का समाधान करना भी उनके लिए असंभव हो जाता है। उनके चरित्र का सामान्य विकास नहीं होने के कारण उनके भीतर की शक्तियों का भी विकास नहीं हो पाता। हमारे भीतर ऐसी अनेक शक्तियां हैं, जो जीवन के प्रारंभ से ही विद्यमान रहती हैं, परंतु यदि हम अपने कर्मों द्वारा उन्हें अंकुरित और प्रस्फुटित न करें, तो वे मृतप्राय ही रहकर समाप्त हो जाती हैं। ऐसे व्यक्तियों के भीतर की सभी शक्तियां बिना अंकुरित हुए ही समाप्त हो जाती हैं।

दुख और कष्ट व्यक्ति को सहनशील और दृढ़ बनाते हैं। इनके आघात से ही व्यक्ति के चरित्र का उचित निर्माण हो पाता है। जो व्यक्ति कृत्रिम सुख के आवरण से अपने को और अपनी संतान को ढक कर सदैव दुःख, कष्ट और क्लेश से बचाए रखना चाहते हैं, वे भूल जाते हैं कि ऐसी परिस्थिति में उनके स्वाभाविक चरित्र का विलोप हो जाता है और बनावटीपन चरित्र पर हावी हो जाता है। दुख के बिना व्यक्ति का स्वास्थ्य और चरित्र, दोनों ही परिपूर्ण नहीं होते। दुख के भय से सुख की ओर भागना व्यक्ति के भीतर भय की उत्पत्ति करता है। भय मनुष्य का सबसे बड़ा शत्रु है। मनुष्य योनि में जन्म लेकर जिसने दुःख नहीं पाया, वह परमात्मा की एक अनुपम देन से वंचित रह गया। उसका चरित्र भी अविकसित ही रह जाएगा।

सहनशील व्यक्ति ही दूसरे के विचारों का, उसके आदर्शों का आदर करता है। वह अपना आदर्श, अपना विचार और अपना कर्तव्य बलपूर्वक दूसरों पर थोपना नहीं

जैसी सो सहि रहे, कहि रहीम यह देह।
धरती ही पर परत है शीत घाम अरु मेह॥

—रहीम

चाहता। उसे भली-भांति ज्ञात रहता है कि प्रत्येक व्यक्ति का निज का आदर्श है, अपने निज का विचार है और इन पर आधारित उसका कर्तव्य है। यह आवश्यक नहीं है कि आप जिसे अच्छा समझें, दूसरा भी उसे उचित मान ले, परंतु यह जिसे उचित मान रहा है, यदि आप उसे उचित नहीं मानते हैं, तो मत मानिए। परंतु उसे अनुचित कहकर उस व्यक्ति द्वारा किए गए सभी कार्यों को अनुचित ठहराना एक बहुत बड़ी भूल है। विश्व में अनेक धर्म, संप्रदाय, देश और समाज में भिन्न-भिन्न प्रकार के रीति-रिवाज प्रचलित हैं। हम अपने रीति-रिवाज़ों को उचित मानते हैं। यह अनेक समस्याओं को जन्म देता है। लड़ाई-झगड़ा, दंगा-फसाद, सबकी नींव में यही बात है। कोई भी मत अथवा संप्रदाय वाले न गलत हैं और न ही सही। सभी अपने दृष्टिकोण से, आदत, कर्तव्य और आदर्श से प्रेरित होकर ही मानदंड बनाते हैं, जिसकी उन्हें पूर्ण स्वतंत्रता है। हम उनसे अप्रसन्न इसलिए रहते हैं, क्योंकि हम उनके कर्मों को अपने आदर्शों के मानदंड से मापते हैं। यदि दूसरों के कर्मों को उनके ही आदर्शों के मानदंड पर मापा जाए, तो अधिकांश परिस्थितियों में वे सही निकलेंगे। इसलिए आवश्यक है कि अपने दृष्टिकोण में कुछ परिवर्तन किया जाए। जब आप दूसरों के कर्मों को उनके ही आदर्शों के मानदंड पर मापेंगे, तो आपको उन पर कभी क्रोध नहीं आएगा और आप सहनशील बन जाएंगे।

एक सहनशील व्यक्ति के चरित्र में कभी भी प्रतिशोध की भावना नहीं रहती। प्रतिशोध एक ऐसी अग्नि है, जो भीतर-ही-भीतर व्यक्ति को जलाती रहती है। सहिष्णु व्यक्ति सदैव क्षमा, दया से ओत-प्रोत रहता है। क्षमा में जो आनंद है, वह प्रतिशोध में नहीं। जहां क्षमा आपके चरित्र को पवित्र, निर्मल और कोमल बनाती है, वहीं प्रतिशोध कठोर, क्रोधी और अविवेकी बनाता है। चरित्र के समुचित विकास के लिए नम्रता और कोमलता के लिए क्षमा अनिवार्य है। क्षमा प्रदान करने वाला व्यक्ति उस व्यक्ति से अधिक आनंद लाभ करता है, जिसे वह क्षमा करता है। ईसा ने मरते-मरते भी यही कहा था कि हे प्रभु ! इन्हें क्षमा करना, क्योंकि ये नहीं जानते हैं कि ये क्या कर रहे हैं। बड़े-बड़े अवसरों पर तो साधारण व्यक्ति भी कभी-कभी अपनी महत्ता का भाव दिखाने के लिए क्षमा कर देते हैं, परंतु महापुरुषों के चरित्र में क्षमा सदैव विद्यमान रहती है।

सहनशील होने का अर्थ ही अभिमान, अहंकार, घमंड और प्रतिशोध की भावना से दूर हटना होता है। समता, समग्रता, क्षमा, दया, करुणा, निराभिमान जैसे विचार

अनिष्ठ वस्तु के प्राप्त होने और इष्ट वस्तु के वियोग से थोड़ी बुद्धि वाले लोग मानसिक दुखों से जलने लगते हैं। ***–महाभारत***

ही व्यक्ति को सहनशील बनाने में निकट सहयोगी होते हैं। अपने चरित्र से अहंकार, क्रोध, ईर्ष्या, प्रतिशोध आदि अवगुणों को जितना कम किया जा सकता है, करने का प्रयास कीजिए, तब आप देख पाएंगे कि दया, करुणा, क्षमा और समता आपके चरित्र में स्वतः आ जाएगी और मन को पवित्र, शांत, निर्मल और कोमल बनाकर जीवन को आनंद और माधुर्य से परिपूर्ण कर देगी। इसका प्रयास आज से ही प्रारंभ कर दीजिए। यह कठिन कार्य है, पर बड़ा उपयोगी है। इस प्रयोग के लिए अपने घर से बड़ी कोई प्रयोगशाला नहीं है। अपने घर से ही सहनशील बनने की क्रिया प्रारंभ कीजिए। पति-पत्नी के बीच, माता-पिता और बाल-बच्चों के बीच अनेक ऐसे अवसर आ जाते हैं, जब आपकी सहनशीलता की कमी परिवार में कष्ट, क्लेश उत्पन्न कर देती है। सहनशील बन कर वैसी परिस्थितियों पर बड़ी सरलता से नियंत्रण किया जा सकता है और दुखद घड़ियों को भी सुखमय बनाया जा सकता है। जब चरित्र में धीरे-धीरे सहनशीलता का गुण आ जाएगा, तो यह स्वतः आपके घर से बाहर निकल कर आपके मित्रों, परिजनों, संबंधियों आदि सभी लोगों तक पहुंच जाएगा और उनके व्यवहार में आपको स्पष्ट अंतर दीख पड़ेगा।

अपने आदर्श तक पहुंचने के लिए आपकी आस्था व श्रद्धा आपकी बड़ी सहायता करती है।
—*स्वेट मार्डेन*

ध्येय के लिए त्याग कीजिए

प्रकृति को देखिए, अनवरत और अविराम गति से अनंत बहुमूल्य वस्तुओं को बिना मूल्य सबके लिए उपलब्ध कराती जा रही है। प्रातः काल से ही सूर्य की जीवनदायिनी शक्ति सर्वत्र आलोक फैला देती है। समस्त जीव-जंतु, नदी-नाले, वृक्ष-लताएं उससे जीवन प्राप्त करते हैं। यही तो उसकी सार्थकता है। इस विस्तृत ब्रह्मांड में उपस्थित प्राणवायु, जल, सूर्य-ताप, मिट्टी, स्वच्छ आकाश, सब कुछ तो हमें निःशुल्क ही मिलता रहता है। आज ही नहीं सहस्रों शताब्दियों से प्रकृति का यह अभूतपूर्व त्याग चल रहा है और चलता ही रहेगा। यह शाश्वत नियम है। यही प्रेम है और यही सत्य है। आप इसे ईश्वर कह लें, प्रकृति कह लें, जो भी जी में आए कह लें, परंतु यह तो अपने स्वभाव से ही विशुद्ध प्रेम और त्याग से प्रेरित होकर चक्र की भांति अविराम घूमता चला आ रहा है।

त्याग प्रकृति का अमोघ विधान है और प्रेम उसका लक्ष्य। बिना त्याग के प्रेम अधूरा है और बिना प्रेम के त्याग असंभव है। दोनों एक-दूसरे के पूरक हैं। प्रकृति हो अथवा मनुष्य, जब भी कोई कुछ त्याग करता है, तो लक्ष्य होता है प्रेम। त्याग शून्यता में संभव नहीं है। पहले प्रेम कीजिए, फिर स्वतः त्याग करना सीख लीजिएगा। प्रेम की महत्ता से त्याग उत्पन्न होता है और त्याग की महत्ता प्रेम को जीवित रखती है।

व्यावहारिक जीवन में भी हम जब भी कुछ त्याग करते हैं, तो लक्ष्य रहता है कुछ प्राप्त करने का। हम सदैव बड़ी वस्तु को प्राप्त करने के लिए छोटी वस्तु का त्याग करते हैं। बड़े मूल्यों को प्राप्त करने के लिए हम छोटे मूल्यों का त्याग करते हैं। स्वच्छता और निर्मलता बनाए रखने के लिए नदियां सहस्रों वर्षों से अपना जल सागर में गिराती जा रही हैं। यदि उनके प्रवाह को रोक दिया जाए, तो वह एक बड़ी झील बन जाएगी। बहता और चलता हुआ पानी स्वच्छ और निर्मल होता है।

कर्म सदैव भले ही सुख न ला सके, पर कर्म के बिना सुख नहीं मिलता।   —डिज़रायली

इसे रोकने के बाद यह प्रदूषित हो जाएगा। यदि किसी कमरे की खिड़की और दरवाजों को अधिक समय के लिए बंद कर दिया जाए, तो क्या होता है? भीतर पड़ी हवा दूषित हो जाती है, परंतु खिड़की और दरवाजों के खुलते ही जब बाहर की हवा उस कमरे में प्रवेश करती है और वहां की हवा बाहर को जाती है, तभी उस कमरे की हवा शुद्ध हो पाती है। यदि वृक्षों में फल न लगें, तो उनकी क्या उपयोगिता होगी, फिर नए वृक्ष कहां से आएंगे? सब कुछ तो प्रकृति स्वतः करती जा रही है और इसका ध्येय है, प्रेम और आनंद।

प्रकृति का अध्ययन करने से ऐसा लगता है मानो यह हमें त्याग के लिए निरंतर प्रेरित करती है। प्रकृति के विरुद्ध जाना अनेक कष्टों, क्लेशों, पीड़ाओं और समस्याओं को निमंत्रण देना है। यहां सदैव लेना और देना एक साथ आगे बढ़ रहे हैं। 'लेना' का अर्थ ही होता है 'देना'। बर्फीले पर्वतों और झीलों से ढेर सारा जल निकालकर नदियां सागर में गिरा देती हैं। वे जल लेती ही सागर को जल देने के लिए हैं। जब सूर्य के ताप से विशाल सागर की सतह गर्म होती है और उसका जल भाप बनकर हवा में मिल जाता है, फिर वायु के प्रचंड झकोरों द्वारा यह वाष्प विश्व के अनेक स्थानों पर पहुंच जाता है और तब होती है बरसात, जो वृक्षों, खेतों और सभी जीव-जंतुओं को जीवन प्रदान करती है। तालाब, नाले, सभी भर जाते हैं। यहां कौन ले रहा है और किसे दे रहा है? सब कुछ तो स्वतः स्वचालित और स्वाभाविक रूप से होता जा रहा है। यही प्रकृति का नियम है और इससे हटना प्रकृति के विरुद्ध चलना है।

कुछ मूढ़ और अज्ञानी व्यक्ति मात्र लेने की ही बात करते हैं और अनेक समस्याओं में उलझ जाते हैं। सत्य तो यह है कि लेना देने के लिए ही है और देना लेने के लिए है। स्वयं को जीवित रखने हेतु हमें भोजन और जल की आवश्यकता होती है। हम भोजन और जल लेते हैं, इसलिए कि हम मल-मूत्र त्याग करते हैं। उदर का कार्य संग्रह करना नहीं है, त्याग करना है। त्याग क्यों? इसलिए कि उसे आपके स्वास्थ्य से प्रेम है। वह चाहता है कि आप स्वस्थ रहें। परंतु इस छोटी-सी बात को अपने व्यावहारिक और वैचारिक जीवन में हम बिलकुल भूल जाते हैं, मात्र भूलते ही नहीं जाते, अपितु इसका विरोध करने लगते हैं। इससे क्या होता है? हम उस वस्तु से दूर चले जाते हैं, जिससे हम प्रेम करते हैं। धन, भोजन अथवा कोई वस्तु जिसे भी कोई चाहता है, यदि स्वयं को उसके साथ एक बंधन में बांध ले, तो उसके ध्येय की प्राप्ति कैसे होगी?

त्याग के सिवा इस संसार में कोई शक्ति नहीं।

—स्वामी रामतीर्थ

व्यक्ति जो कुछ भी करता है, उसका लक्ष्य है आनंद और सुख की प्राप्ति। इसके अतिरिक्त उसका कोई दूसरा लक्ष्य नहीं है। यदि किसी बालक को कुछ पैसा दे दें, फिर उससे पूछें कि इस पैसे से तुम क्या करोगे? उत्तर मिलेगा – बाजार जाऊंगा। बाजार जाकर क्या करोगे? – मिठाइयां खरीदूंगा। मिठाइयों को खरीदकर क्या करोगे? – खाऊंगा। क्यों खाओगे? – क्योंकि मिठाई खाने से मुझे आनंद मिलता है। एक दूसरा बालक इसी का उत्तर दूसरे रूप में देगा। पैसे से क्या करोगे? – बाजार जाऊंगा। बाजार में क्या करोगे? – सिनेमा देखूंगा। ऐसा क्यों करोगे? – इसलिए कि इससे मुझे आनंद मिलता है। प्रत्येक बालक का उत्तर भिन्न होते हुए भी एक ही स्थान पर रुक जाता है और फिर उससे आगे कोई प्रश्न नहीं हो सकता। इस प्रश्न का कोई उत्तर नहीं है कि तुम्हें अमुक कार्य में क्यों आनंद आता है? तात्पर्य यह हुआ कि मानव प्रवृत्ति अपनी संपूर्ण ऊर्जा, श्रम तथा प्रयास आनंद की खोज में ही व्यय करता है। आनंद के लिए अनेक छोटे-मोटे विचारों और वस्तुओं का त्याग करता है।

प्रकृति में छिपी त्याग की भावना मनुष्य को त्याग करने के लिए सदैव प्रेरित करती रहती है। यह त्याग करो, वह त्याग करो, इस वस्तु का त्याग करो, इस विचार का त्याग करो, इस दुर्गुण का त्याग करो, अर्थात् त्याग करते ही जाओ। इसका न कोई आदि है और न ही अंत। यदि हम प्रकृति से समभाव होकर चलें, तो सदैव कुछ-न-कुछ त्याग करते ही जाएंगे, इसका कहीं अंत नहीं है।

अब प्रश्न यह उठता है कि हम त्याग क्यों करें? हमें इसलिए त्याग करना है, क्योंकि हमें उस महान् ध्येय को प्राप्त करना है, जिससे प्रेरित होकर यह संपूर्ण सृष्टि चलायमान है। आइए, देखें, यह ध्येय क्या है और वह कौन-सा ऐसा रहस्य है, जिसके पीछे संपूर्ण जगत व्याकुलता से बढ़ता जा रहा है? इस विषय पर अनेक शोध और अन्वेषण करने के उपरांत हमारे ऋषियों ने वेदों में यह विचार दिया है–

आनन्दात् ह्येव खलु इमानि भूतानि जायन्ते

अर्थात् यह सारी सृष्टि आनंद से ही उत्पन्न हो रही है। दुःख से कुछ भी उत्पन्न नहीं होता। यहां जो कुछ भी हो रहा है, वह आनंद से ही हो रहा है और आनंद के लिए ही हो रहा है।

हम सभी उसी आनंद की खोज में व्याकुल हैं। हम सभी कर्म प्रेम, त्याग, संचय आदि से प्रेरित होकर करते हैं। अपनी प्रिय वस्तु का त्याग इसलिए करते हैं कि

त्याग से पाप का मूलधन चुकता है और दान से पाप का ब्याज।
–विनोबा भावे

हममें और अधिक आनंद की उत्कंठा बनी है। माता-पिता विवाहोपरांत अपनी बेहद लाडली पुत्री को अपने से पृथक करते हैं। ममता, वात्सल्य और प्रेम से द्रवित होकर माता-पिता और पुत्री जब एक-दूसरे का त्याग करते हैं, तो सभी रोते हैं, बिलखते हैं, परंतु ऐसा करना उन्हें अच्छा लगता है। इस सबका लक्ष्य तो एक सुखद भविष्य की प्राप्ति है, जिसमें सभी को आनंद मिलता है। बड़ा होकर जब पुत्र नौकरी अथवा व्यवसाय करने हेतु अपने माता-पिता को छोड़कर, अपने गांव और शहर को छोड़कर दूसरी जगह जाता है, तब उसे अपने मित्रों, माता-पिता, भाई-बहनों की याद सदैव सताती रहती है। फिर भी वह उनसे अलग रहकर अपने कार्य में जुटा रहता है। यह त्याग ही तो है और यह सब कुछ आनंद से प्रेरित होकर आनंद के लिए ही होता है। आज के इस युग में व्यक्ति कितने कठिन परिश्रम से धन का उपार्जन करता है। परंतु प्रतिदिन प्रत्येक व्यक्ति, प्रत्येक वस्तु की प्राप्ति हेतु इस धन का त्याग करता रहता है। ऐसा लगता है कि ये सभी वस्तुएं धन से अधिक मूल्यवान हैं। इनमें कुछ तो आवश्यक वस्तुएं हैं और कुछ मात्र आनंद और उल्लास के लिए ही क्रय की जाती हैं। आवश्यक वस्तुओं का क्रय भी हम उनकी उपयोगिता से प्रेरित होकर आनंद के लिए ही करते हैं। जब हम जान जाते हैं कि इसकी उपयोगिता हमारे धन से अधिक है, तभी हम इसे खरीदते हैं। इसका अर्थ यह हुआ कि सदैव एक अधिक उपयोगी व महत्त्वपूर्ण वस्तु के लिए उससे कम महत्त्वपूर्ण वस्तु का त्याग स्वाभाविक है।

त्याग भय, लोभ और प्रयोजन से प्रेरित होकर नहीं किया जाता। जो त्याग इससे प्रेरित होकर किया जाता है, उसे त्याग न कह कर परवशता से किया गया कार्य कहेंगे। ऐसे कार्यों में व्यक्ति को आनंद की प्राप्ति नहीं होती। त्याग तो वह करता ही है, परंतु विवश होकर। प्रकृति विवशता से त्याग नहीं करती, उसका त्याग तो स्वाधीन और स्वतंत्र है। जब किसी व्यक्ति को किसी रोग के कारण डॉक्टर सिगरेट, शराब और कुछ वस्तुओं से पृथक रहने की राय देते हैं, तो विवश हो वह व्यक्ति उन वस्तुओं का त्याग तो कर देता है, परंतु उसका मन उनमें इतना लिप्त रहता है कि इस त्याग में उसे लेश मात्र भी आनंद का अनुभव नहीं होता। यह त्याग, त्याग न होकर विवशता का रूप धारण कर लेता है। इसीलिए गीता में अपने कर्मों में आसक्त नहीं रहने की बात कही गई है। आसक्ति ही वह बंधन है, जो हमें उस वस्तु का त्याग करते समय आनंद का अनुभव नहीं होने देती। जिस वस्तु से हमें आसक्ति नहीं हो, उसका त्याग सदैव आनंददायक होता है।

प्रेम के बिना त्याग नहीं होता और त्याग के बिना प्रेम असंभव है।
—टैगोर

आनंद और प्रेम तो स्वाधीन और स्वतंत्र हैं। इसमें कोई बंधन नहीं है। व्यावहारिक दृष्टिकोण से आज के संसार में भौतिक आनंद से मुक्ति पाना असंभव लगता है। फिर भी इसके साथ-साथ आध्यात्मिक आनंद की प्राप्ति ही सर्वोच्च वस्तु है। यदि हम किसी वस्तु अथवा विचार से बंध जाएंगे, तो हम उसका त्याग करने की अपेक्षा उसका संकलन या संचय करने लग जाएंगे। संचय तृष्णा उत्पन्न करती है। यह त्याग के विचार के विपरीत है और दुख, कष्ट, क्लेश ही बढ़ाती है। संचय करने का परिणाम यह होगा कि हमने जिस प्रयोजन से संचय आरंभ किया है, वह प्रयोजन ही हमारे पीछे छूट जाता है और संचय उससे बहुत आगे निकल जाता है। यह मात्र भौतिक वस्तुओं के संबंध में ही नहीं है। आइए, आज इसे आध्यात्मिक परिप्रेक्ष्य में भी देखें। जब अच्छे कार्यों को हम पुण्य की दृष्टि से देखते हैं और पुण्य का संचय करने लगते हैं, तो परिणाम यह होता है कि हम पुण्य के संबंध में अत्यधिक कृपण बन जाते हैं। तब हम त्याग के उस स्वाभाविक स्वरूप से ही पृथक हो जाते हैं और पुण्य संचय द्वारा भी लाभ की कामना करने लगते हैं।

आपने ऐसे लोगों को अवश्य देखा होगा, जो लाभ हेतु सूद पर रुपये लगाते हैं। उनकी स्थिति भी बिलकुल इसी तरह हो जाती है। वे इतने कृपण बन जाते हैं कि मूल से अधिक सूद पर ही ध्यान देने लगते हैं। फिर सूद ही जोड़ते-जोड़ते जीवन समाप्त कर देते हैं। धन बढ़ाने की तृष्णा में वे उसमें इतना बंध जाते हैं, इतने आसक्त हो जाते हैं कि उस धन का कोई प्रयोजन ही नहीं रह जाता। उनके धन का दूसरे आनंद उठाते हैं, पर वे उसके सुख से भी वंचित रह जाते हैं। सूद की पिपासा इतनी बढ़ जाती है कि रुपये को एक क्षण भी अपने पास रखना नहीं चाहते। उसका उपयोग करना तो दूर रहा, उसके दर्शन से भी वंचित रह जाते हैं, क्योंकि उनका सारा धन दूसरों के पास रहता है और वे मात्र हिसाब पर ही जीवित रहते हैं। उनका कृपण होना स्वाभाविक है।

पुण्य के संबंध में भी ऐसा ही होता है। हम पुण्य में आसक्त हो जाते हैं। परिणामस्वरूप हमारी दृष्टि आनंद से अधिक लाभ की ओर चली जाती है और हम आनंद से वंचित हो जाते हैं। हमारा आध्यात्म हमें सदैव वर्तमान में रहने की शिक्षा देता है। हम इस उद्देश्य से कोई कार्य नहीं करते हैं कि इसका परिणाम हमें कल मिलेगा। हम तो कार्य इस उद्देश्य से करते हैं कि हमें कार्य को करना है। जब परोपकार भी हम पुण्य अथवा लाभ के उद्देश्य से करेंगे, तो उससे भी हमारे भीतर अभिमान की उत्पत्ति होगी। सदैव हमारे मन में यही विचार गूंजता रहेगा कि मैं बड़ा उपकारी

त्याग के समान कोई सुख नहीं।
—महात्मा गांधी

हूं। मैंने अमुक का उपकार किया और अमुक का उपकार करूंगा—ऐसा विचार ही आसक्ति से उत्पन्न होता है। यह आध्यात्मिक अभिमान भी व्यक्ति के लिए सांसारिकता के अभिमान से कम नहीं है। यह तो उससे भी अधिक भयानक है। ऐसे कार्यों में बाधा पड़ने पर व्यक्ति के भीतर क्रोध, विद्वेष, परनिंदा की उत्पत्ति होती है। आत्माभिमान इस चरम सीमा पर आ जाता है कि परोपकार, आध्यात्म और पुण्य करने वाले व्यक्ति भी क्रोधी, अभिमानी और दुश्चरित्र बन जाते हैं।

व्यक्ति सोचता है, वह अमुक अच्छा कार्य करना चाहता है, वह अमुक पुण्य करना चाहता है, वह अमुक अच्छा विचार विश्व में फैलाना चाहता है, आदि-आदि। इनसे उसके भीतर अपनी प्रवृत्ति को दूसरों पर जबरदस्ती थोपने का भाव उत्पन्न होता है। अधिकांश धार्मिक और आध्यात्मिक लोग वस्तुस्थिति की इस सूक्ष्मता को समझ नहीं पाते। परमात्मा को पीछे छोड़कर बलपूर्वक अपने विचारों को दूसरों पर लादने लगते हैं। इसी के परिणामस्वरूप विश्व में सर्वत्र और सदैव खून की नदियां बहती रहती हैं और वह भी उस परमात्मा के नाम पर, जो सबका भला चाहता है।

ऐसी घटनाओं का सूक्ष्म विश्लेषण करने पर यही परिणाम दिखाई देगा कि अच्छे कामों में भी व्यक्ति की आसक्ति, उसका अभिमान, दूसरों को अनुचित समझने की भावना, अपना कर्म उचित दिशा में बताकर अपने विचारों को दूसरों पर जबरदस्ती थोपने की इच्छा, त्याग से दूर जाने के ही परिणाम हैं। ऐसी स्थिति में पुण्य भी पाप बन जाता है। ऐसी स्थिति में भगवान के भक्त ही भगवान बन जाते हैं। अपनी इच्छा को प्रभु की इच्छा समझ लेते हैं और सर्वत्र जोर-जबरदस्ती का वातावरण बना देते हैं, एक दूसरे के कट्टर शत्रु बन जाते हैं। दूसरे धर्मावलंबियों, मतावलंबियों और संप्रदायों पर हथियारों के साथ टूट पड़ते हैं। युद्ध से भी भयानक दृश्य हो जाता है। और इन सबों के मूल में रहती है धर्म और आध्यात्म की अनुचित भावना। जब व्यक्ति को अपने मन के अनुकूल फल की प्राप्ति नहीं होती है, तो क्रोध की उत्पत्ति होती है। वह अपने अधिकार और शक्ति की बात न सोचकर दूसरों की बुद्धि और उसके स्वभाव को अनुचित ठहराने लगता है। और तब वह चाहता है कि बलपूर्वक उस फल को प्राप्त कर लिया जाए। यह सब त्याग की भावना के बिलकुल विपरीत है।

प्रकृति तो हमें मात्र त्याग करना ही सिखाती है, वह भी स्वेच्छा और आनंद से। जब चरित्र के संबंध में हम त्याग की बात करते हैं, तो इसका अर्थ होता है चरित्र

> पतझड़ हुए बिना पेड़ों में फल नहीं लगते।
>
> —रज्जबदास

में व्याप्त दुर्गुणों का त्याग। इस भय से नहीं कि इन दुर्गुणों से आपका आचरण दूषित होगा, अपितु आनंद और परमानंद की अभिलाषा से निरंतर त्याग करते जाइए। आप स्वतः आनंद की अनुभूति में डूब जाएंगे। क्रोध, लाभ, काम, अभिमान, ईर्ष्या, द्वेष आदि दुर्गुणों का धीरे-धीरे त्याग कीजिए। परिणाम आपके चाहने और न चाहने पर निर्भर नहीं करता। इनके त्याग से स्वतः प्रेम और आनंद की निर्झरणी बह चलेगी। अपने आप से, परिवार, मित्रों और स्वजनों से, पड़ोसियों और संबंधियों से प्रेम करने लगेंगे, और फिर आप स्वतः प्रेममय हो जाएंगे। तब आपके सभी कार्य प्रेम से प्रभावित होकर होने लगेंगे। परोपकार और लोकोपयोगी भावना से चरित्र में अभूतपूर्व परिवर्तन होने लगेगा, जो आपको सफलता के समीप ले जाएगा।

विश्व के किसी भी क्षेत्र में जो सफल व्यक्ति हुए हैं, उनके चरित्र की ओर देखिए। उन्होंने कितनी अनावश्यक वस्तुओं का त्याग कर अपने चरित्र को उन्नत किया है। क्षेत्र कोई भी हो, दार्शनिक, ज्ञानी, लेखक, नेता, वैज्ञानिक आदि, सबों ने त्याग से ही शक्ति पाई है। त्याग से शक्ति की उत्पत्ति होती है और उसी शक्ति से व्यक्ति को वह ऊर्जा मिलती है, जिससे वह निरंतर कार्य करते हुए भी नहीं थकता।

भारत की गुलामी के दिनों में जनता स्वतंत्रता के लिए संघर्ष कर रही थी, लोकमान्य के काल से लेकर महात्मा गांधी के काल तक लगभग आधी शताब्दी में अंग्रेज़ों के विरुद्ध अनेक आंदोलन और संघर्ष हुए। उस काल के नेताओं के चरित्र में त्याग की इतनी अधिक मात्रा थी कि उसी ने उन्हें सफल बना दिया। जनता ने उनकी बातों को पूर्णतः माना। मात्र नेताओं में ही नहीं, जनता में भी त्याग की भावना किसी से कम नहीं थी। यही कारण था कि विवश होकर अंग्रेज़ों ने 1947 में भारत छोड़ दिया। अब फिर लगभग आधी शताब्दी बीत गई है। हमारे राष्ट्रीय चरित्र में त्याग की कमी बढ़ती जा रही है और अब ऐसी स्थिति आ गई है कि कोई भी कुछ त्याग करने को तैयार नहीं है। सभी केवल पाना चाहते हैं। नेता हों अथवा जनता, एक-दूसरे पर से विश्वास उठता जा रहा है, क्योंकि उनमें त्याग की भावना की कमी है। त्याग की भावना को प्रोत्साहित कीजिए, यह राष्ट्र की सबसे बड़ी आवश्यकता है।

यदि किसी व्यक्ति के चरित्र का निष्पक्ष भाव से विश्लेषण करें, तो आपको ज्ञात होगा कि यदि उस व्यक्ति में त्याग की भावना अधिक होती, तो वह और उन्नत

जिस आदमी में त्याग की भावना अपनी जाति से आगे नहीं बढ़ती, वह स्वयं स्वार्थी होता है और अपनी जाति को भी स्वार्थी बनाता है।
—महात्मा गांधी

बन सकता था। घर में, परिवार में, कार्यालय और व्यापार में प्रत्येक स्थान पर आज अस्थिरता व्याप्त है। मनुष्य का मन व्याकुल है। छल, कपट, धन की तृष्णा, पक्षपात, कटुता, घृणा, ईर्ष्या, द्वेष आदि दुर्गुणों ने हमारे व्यक्तिगत, पारिवारिक और सामाजिक जीवन को रुग्ण बना दिया है। शताब्दियों से चलती आ रही संयुक्त परिवार की धारणा अब प्रायः समाप्त होती जा रही है। मनुष्य अपने स्वार्थ के घेरे को इतना संकीर्ण बनाता जा रहा है कि वह अपने अतिरिक्त अन्य व्यक्तियों के कष्ट और पीड़ा से कुछ संबंध ही नहीं रखना चाहता। यही उसकी असफलता का सबसे बड़ा कारण है। प्राचीन ऋषि-मुनियों के उपदेशों को वह निरर्थक और तर्कहीन बनाकर छोड़ता जा रहा है। अध्यात्म से हटकर मात्र विज्ञान की ओर बढ़ता जा रहा है। विज्ञान भी ऐसा जिसका उसे पूर्ण ज्ञान भी नहीं है। वह भूल गया है कि बिना अध्यात्म के न उसका कल्याण हो सकता है और न विश्व का।

आइए, एक बार पुनः आज की व्यापारिक, भौतिक, वैज्ञानिक सभ्यता में अपने प्राचीन सूत्रों का अवलोकन करें और देखें कि इन दुर्गुणों के त्याग से आज हमें क्या लाभ हो सकता है। आपके परिवार में, व्यवसाय में, कार्यालय में और मित्रों में आज उसका क्या प्रभाव पड़ सकता है। यदि आप कटुता, क्रोध, अपनी महत्ता की भावना, लोभ आदि का थोड़ा भी त्याग कर सकें, तो परिणाम आपको स्पष्ट दृष्टिगोचर होगा। परिवार में सुख-शांति मिलेगी, व्यापार में उन्नति होगी, कार्यालय में अधिक काम निपट पाएगा, मित्रों में आपकी प्रतिष्ठा बढ़ेगी। कुछ मूर्ख और अज्ञानी व्यक्ति, जिनके पास अधिक धन नहीं है, ऐसा सोचते हैं कि पारिवारिक कलह, व्यावसायिक सफलता, मित्रों में प्रतिष्ठा आदि सब कुछ धन पर ही आधारित है, परंतु यह सत्य से बहुत दूर है।

मैं ऐसे अनेक व्यक्तियों को जानता हूं, जिनके पास आवश्यकता से बहुत अधिक धन है, फिर भी उनके दूषित चरित्र ने उनके जीवन को दुखमय बना रखा है। उनके परिवार में शांति नहीं है। गृह कलह ने भयानक रूप ले लिया है। कठोर बर्ताव के कारण व्यवसाय मंदा पड़ता जा रहा है। संकीर्ण स्वार्थ के दृष्टिकोण ने सामाज में उनकी प्रतिष्ठा धूमिल कर दी है अर्थात् धन के रहते हुए भी वे दुःखी हैं, अस्थिर हैं और जीवन में असफल हैं। ठीक इसके विपरीत कुछ ऐसे व्यक्ति भी आपको मिलेंगे, जिनके पास धन तो बहुत नहीं है, परंतु उनका पारिवारिक, व्यावसायिक और सांसारिक जीवन सुख और खुशी से भरपूर है। कार्यालय में सभी

पर-स्त्री, पर-धन, पर-निंदा, परिहास और बड़ों के सामने चंचलता का त्याग करना चाहिए। *–संस्कृत सूक्ति*

उनकी प्रशंसा करते हैं, क्योंकि उन्होंने अपने मृदुल स्वभाव से सबका मन जीत लिया है। पत्नी, बच्चे, माता-पिता, सभी थोड़े ही धन से प्रसन्न हैं, क्योंकि शांति, स्थिरता, प्रेम और त्याग से परिपूर्ण उनका जीवन सबों के लिए मार्गदर्शक बन गया है। मित्रों में उनके प्रति अगाध श्रद्धा है। यह सब चरित्र का प्रभाव है, जो त्याग से बना है।

मान त्याग देने पर मनुष्य सबका प्रिय हो जाता है, क्रोध त्याग देने पर शोक रहित हो जाता है, काम त्याग देने पर धनवान और लोभ छोड़ देने पर सुखी हो जाता है। *—धर्मराज युधिष्ठिर*

कर्तव्य का निर्धारण कीजिए

किसी काम को करने से पहले व्यक्ति को यह जान लेना चाहिए कि यह कार्य उसके कर्तव्य के अधीन आता है या नहीं। यदि वह कार्य उसके कर्तव्य में आता है, तभी करना चाहिए। अतः यह आवश्यक हो जाता है कि व्यक्ति यह जान जाए कि उसका कर्तव्य क्या है। हमने जिस समाज में जन्म लिया है, जहां रहते हैं, उसको उन्नत और उच्च बनाने की दिशा में जो कर्म हम करते हैं अथवा जो कार्य हमें करना चाहिए, साधारणतः वही हमारा कर्तव्य होता है। कर्तव्य एक भाववाचक संज्ञा है। अतः इसकी ठीक-ठीक व्याख्या करना कठिन है। देश, काल एवं परिस्थितियों के अनुकूल हमारे कर्तव्य बदलते रहते हैं। व्यक्ति की विभिन्न अवस्थाओं के अनुसार उसके कर्तव्यों में परिवर्तन होना स्वाभाविक है। भिन्न-भिन्न धर्मों के मानने वाले अपने कर्तव्य का निर्धारण उस धर्म में प्रचलित मान्यता प्राप्त ग्रंथों के आधार पर करते हैं। उसी तरह भिन्न-भिन्न देशों में प्रचलित रीति-रिवाज के अनुसार भी कर्तव्य का निर्धारण किया जाता है।

इसका अर्थ यह हुआ कि प्रत्येक व्यक्ति के लिए कर्तव्य की परिभाषा स्वतः बदलती रहती है। व्यक्ति अपनी बुद्धि और विवेक से ही अपने कर्तव्य का निर्धारण करता है और वैसे कार्य, जो पूर्णतः व्यक्ति की बुद्धि और विवेक से निर्धारित किए गए हैं, कर्तव्य कहे जा सकते हैं।

मनुष्य बिना कर्म किए एक पल भी नहीं रह सकता। जन्म से मृत्यु तक क्षण-क्षण, पल-पल उसे कर्म करना ही है। यह उसकी स्वाभाविक प्रवृत्ति है। कर्म अच्छे हों अथवा बुरे, उसे निरंतर करते ही रहना है। साधारणतः कोई भी कर्म, जिसे हम सत्कर्म समझते हैं, उसमें भी कुछ-न-कुछ दोष रहता ही है। बुरे-से-बुरे कर्मों में भी ढूंढ़ने वाले व्यक्ति कुछ अच्छी बातें ढूंढ़ ही लेते हैं। अर्थात् प्रत्येक कर्म सत्

कर्तव्य का पालन ही चित्त की शांति का मूल मंत्र है।

–प्रेमचंद

और असत् का सम्मिश्रण है। अंतर मात्र दोनों की मात्रा में हो सकता है। एक उच्च चरित्रवाला व्यक्ति सदैव अपने कर्तव्य के अनुरूप ही कार्य करता है, जबकि देश, काल और पात्र के अनुरूप हमारे कर्तव्य बदलते रहते हैं। अतः जिस विशेष समय तथा अवस्था के लिए जो हमारा कर्तव्य हो, उसे ही करना चाहिए।

इस मिथ्या और भ्रामक विचार से अधिकांश व्यक्ति ग्रसित रहते हैं कि हमारा कर्तव्य उचित है और दूसरे का कर्तव्य अनुचित है। अमुक देशवासियों का विचार अनुचित है और हमारा उचित है। अधिकांश व्यक्ति अपने धर्म के रीति-रिवाजों को ही उचित और अन्य धर्मों के रीति-रिवाजों को अनुचित समझते हैं। इस भ्रामक विचार को बिना अपने मन से हटाए व्यक्ति में सहनशीलता नहीं आ सकती। अपने आदर्शों के मापदंड से दूसरों को मापना सर्वथा अनुचित है। व्यक्ति को चाहिए कि उसे जीवित रहने हेतु जिस कर्म को करने की आवश्यकता है, उसे अपने कर्तव्य में प्राथमिकता दे। तत्पश्चात ही ऐसे अन्य कर्मों के प्रति ध्यान देना चाहिए, जो देश, काल, परिस्थिति तथा उसकी अवस्था में उसके समाज को उन्नत बनाने में सहयोगी हो रहे हैं।

हम कर्तव्य के संबंध में यदि सूक्ष्म विश्लेषण करें, तो हमें यह स्पष्ट हो जाएगा कि प्रत्येक स्थान, काल और अवस्था में उचित-अनुचित की परिभाषा में अंतर होने के फलस्वरूप कर्तव्यों के संबंध में एकाकी होना संभव नहीं है, फिर भी लोकोपयोगी और परोपयोगी विचारों से किए गए कर्मों का स्थान सर्वत्र और सदैव श्रेष्ठ कर्तव्य माना जाता है। निःस्वार्थ भाव से किया गया कर्म अर्थात् ऐसे भाव से किया गया कर्म, जिसमें अधिक-से-अधिक व्यक्तियों का कल्याण हो, सभी देश, काल, परिस्थिति में सद्कर्म की परिभाषा में मान्य हैं।

छोटा कार्य करने वाले व्यक्ति को छोटा और बड़ा कार्य करने वाले व्यक्ति को बड़ा समझ लेना एक भारी भूल है। कार्य की महानता पर व्यक्ति की महानता का आकलन कर लेना उचित नहीं है। उचित तो यह है कि यह देखा जाए कि जिसे जिस कार्य का दायित्व सौंपा गया है, वह उसे कैसे संचालित कर रहा है। छोटा कार्य करने वाला व्यक्ति भी अपने कार्य को कुशलता से समाप्त कर उच्च श्रेणी में स्थान पाने योग्य है। कार्य की कुशलता व्यक्ति के कार्य के प्रति प्रेम और ज्ञान पर निर्भर करती है। बिना प्रेम और ज्ञान के किया गया कार्य किसी भी परिस्थिति में उत्तम नहीं हो सकता और बिना उत्तम कार्य किए हुए व्यक्ति सफल नहीं हो सकता

कर्तव्य कोई ऐसी वस्तु नहीं, जिसे नाप-जोख कर देखा जाए।
–शरत्चंद्र

अर्थात् व्यक्ति की सफलता उसके कर्तव्य के चयन पर जितना निर्भर करती है, उससे भी अधिक कार्य की उत्कृष्टता पर निर्भर करती है।

साधारणतः व्यक्ति अपनी योग्यता बढ़ाकर अपना मूल्यांकन करता है। ऐसा करना एक भ्रामक विचार है। एक उच्च पदस्थ तथा महान् व्यक्ति को देखकर अपने को भी उस व्यक्ति की भांति ही योग्य समझ लेना साधारण-सी बात है। सच में व्यक्ति की योग्यता की माप वर्तमान में किए जा रहे उसके कार्यों की कुशलता पर होनी चाहिए। प्रकृति सदैव हमारे कर्तव्य का निर्धारण करती रहती है। कर्म से ही हमारा स्वभाव बनता है और पुनः स्वभाव से प्रेरित होकर हम कर्म करते हैं। कर्तव्य जिन्हें करने में हमें कष्ट होता है, वे कर्तव्य नीरस लगते हैं, उससे हमें संतोष नहीं होता, वे हमारे ऊपर बोझ बन जाते हैं। ऐसी स्थिति में व्यक्ति का जीना दूभर हो जाता है और उसका जीवन में असफल होना स्वाभाविक है। चरित्रवान व्यक्ति कर्तव्य के अनुकूल अपनी मनोस्थिति बना लेते हैं, अपने कर्तव्य से प्रेम करते हैं, उस कार्य से प्रेम करते हैं, जिसे उन्हें करना है। ऐसा करना उनमें कार्य के प्रति उत्साह उत्पन्न करता है और वे निरंतर उस कार्य में आनंद का अनुभव करते हैं। इससे उनके कार्यों में उत्कृष्टता आती है और वे सफलता के मार्ग पर आगे बढ़ते रहते हैं।

साधारण व्यक्ति को मात्र अपनी रुचि के अनुकूल कार्यों में ही आनंद का अनुभव होता है, परंतु चरित्रवान व्यक्ति कार्यों के अनुरूप ही अपनी रुचि को बना लेते हैं और तब उन्हें उनके द्वारा किए जाने वाले सभी कार्यों में स्वतः आनंद का अनुभव होने लगता है। दुर्भाग्यवश, यदि आपको ऐसा कार्य करना पड़ रहा हो, जिसमें आपकी रुचि नहीं हो और वह कार्य आपके और समाज के हित में आवश्यक हो, तो ऐसी स्थिति में अपने चरित्र में परिवर्तन लाने का प्रयास कीजिए। उस कार्य के प्रति प्रेम कीजिए। इससे यह कार्य आपकी रुचि के अनुकूल बन जाएगा और आपको उसमें आनंद का अनुभव होने लगेगा, तभी आप बड़ी उत्कृष्टता से उस कार्य को संपन्न कर सकते हैं।

यह एक निर्विवाद विचार है कि किसी कार्य के प्रति आपकी तन्मयता मात्र कार्य में उत्कृष्टता ही नहीं प्रदान करती, अपितु उस कार्य से संबंधित अन्य व्यक्तियों को भी कार्य के प्रति आकर्षित करती है। चरित्रवान व्यक्ति किसी कार्य को प्रारंभ करने के पहले यह जान लेते हैं कि उक्त कार्य करना उनका कर्तव्य है अथवा

उस कर्तव्य का पालन करो, जो तुम्हारे निकटतम है।
—गेटे

नहीं। अर्थात् अपनी बुद्धि और विवेक से पहले इस प्रश्न का उत्तर ढूंढ़ लेते हैं कि अमुक कार्य उनके कर्तव्य के अनुकूल है, तभी उसका संपादन करते हैं।

यदि किसी कार्य, घटना या वस्तु को एक स्थान पर कर्तव्य संगत माना जाता है, तो उसी को दूसरे स्थान पर कर्तव्य संगत नहीं माना जाता। ऐसी स्थिति में विवेकी जन सदैव स्थिति के अनुरूप अपने विवेक के आदेशानुसार कार्य करते हैं। इसीलिए वे अपना कोई स्थाई विचार नहीं रखते। घटनाओं और परिस्थितियों के आधार पर उनके भीतर उत्पन्न हो रहे अंतर ज्ञान से ही वे अधिकाधिक संचालित होते हैं।

अकबर एक वीर योद्धा था। उसने अनेक युद्ध जीते। युद्ध के मैदान में उसका आचरण क्रूर, निर्दयी और कठोर बन जाता था, परंतु वही अकबर उस मैदान के बाहर एक सहृदय, जन कल्याण के विचारों से ओत-प्रोत, अति सरल और मधुर स्वभाव का व्यक्ति बन जाता था।

हमारे व्यावहारिक जीवन में अनेक ऐसी-ऐसी घटनाएं होती रहती हैं, जिनमें व्यक्ति के विचारों को बदलने की आवश्यकता पड़ती है। एक उच्च चरित्र वाला व्यक्ति सदैव अपने स्वभाव एवं अंतरज्ञान से संचालित होता है। वह अपने कर्तव्य का निर्धारण स्वयं करता है और दूसरों के विचारों का अपने ऊपर कोई प्रभाव नहीं पड़ने देता। आज भी विश्व में जहां जन कल्याण के कार्यों पर अत्यधिक राशि व्यय की जाती है, वहीं युद्ध अर्थात् जन संहार जैसे विषयों पर भी उससे कम व्यय नहीं हो रहा है और दोनों को ही उचित माना जाता है। यही कारण है कि समाज में उच्छृंखलता, मार-पीट और हिंसा को अच्छा नहीं माना जाता है। मात्र इसलिए किसी कार्य को कर्तव्य मान लेना कि अमुक महान् व्यक्ति ने ऐसा किया था, एक भूल है। अपनी परिस्थिति, अपना परिवेश और आसपास में घटित हो रही घटनाओं पर विचारोपरांत ही निर्णय लेना उचित होगा कि इस वातावरण में हमारा कर्तव्य क्या होगा।

निष्कपट भाव से यदि किसी भी कार्य के परिणाम का विश्लेषण किया जाए, तो उसमें गुण और दोष, दोनों ही विद्यमान मिलेंगे, परंतु उस कार्य से हम उन्नत हो रहे हैं अथवा पतन की ओर जा रहे हैं, इसका अनुमान लगा लेना कोई कठिन कार्य नहीं है। साधारणतः जिन कार्यों से मनुष्य उन्नत होता है, वैसे कार्यों को कर्तव्य के रूप में मानना उचित है। इन सभी झगड़ों को छोड़कर कि किसे उचित माना जाए और किसे अनुचित, इसके संबंध में एक सर्वदेशीय और सर्वकालिक

अच्छे कर्म स्वर्ग के द्वार के अदृश्य दरवाजे हैं।

–विक्टर ह्यूगो

विचार जो प्राचीन काल से आज तक सर्वमान्य है और जिसे मानकर ही भूत और वर्तमान में अनेक महान् और विवेकी जनों ने अपने कर्तव्य का निर्धारण किया है, वह यह है कि **दूसरे का हित करना ही कर्तव्य है और दूसरे का अहित करना ही अकर्तव्य है।**

कर्तव्य के संबंध में अनेक भ्रामक और अनुचित विचार व्यक्ति अपनी सुविधानुसार बना लेता है और उसके पक्ष में या विपक्ष में तर्क भी तैयार कर लेता है। यही आज अधिक-से-अधिक समस्याओं को जन्म दे रहा है। ऐसा करना मात्र स्वयं से कपट करने के अतिरिक्त कुछ भी नहीं है। यही कारण है कि सर्वत्र ईर्ष्या, द्वेष, हिंसा, घृणा, तिरस्कार जैसे अनैतिक और अव्यावहारिक विचार समाज में सहृदयता, सेवा, प्रेम, सहानुभूति, सहिष्णुता जैसे विचारों पर हावी होते जा रहे हैं। व्यक्ति विवेकशून्य होता जा रहा है और वह अपने अनैतिक और अव्यावहारिक कार्यों पर नैतिकता और व्यावहारिकता का आवरण डाल रहा है और उन्हें कर्तव्य संगत प्रमाणित कर रहा है। इस प्रकार अधिकांश व्यक्ति स्वयं से ही कपट करते रहते हैं। इस विचार से स्वयं को मुक्त कीजिए। निष्कपट भाव से विवेकपूर्ण निर्णय लेकर अपने कर्तव्य का निर्धारण कीजिए और तदनुसार ही कर्म कीजिए।

कर्म से प्रेम कीजिए, क्योंकि कर्म स्वतः मधुर नहीं होता। कुछ अज्ञानी और अविवेकी जन कर्म में जब मधुरता नहीं ढूंढ़ पाते, तब वे कर्म से प्रेम करने के बदले प्रयोजन के वशीभूत होकर कर्म में आसक्त हो जाते हैं और प्रेम के बदले अपनी आसक्ति देकर उसे मधुर बनाने का प्रयास करते हैं। आसक्ति और लिप्तता से कर्म बोझ बन जाता है और वह एक बंधन की भांति कर्ता को ही जकड़ लेता है। प्रेम से कर्म मधुर बन जाता है और कर्ता पर बोझ न बन कर उसे बंधन मुक्त कर देता है। तब व्यक्ति कर्म करने में आनंद का अनुभव करता है तथा उसके कर्म स्वतः उत्कृष्टता की ओर बढ़ते जाते हैं। प्रयोजन से प्रेरित होकर कर्तव्य का निर्धारण करना एक भूल है, क्योंकि इससे भी बंधन और क्लेश उत्पन्न होता है। इसकी प्रतिक्रिया भी दुखद होती है। मात्र प्रेम से किया गया कार्य ही बंधन मुक्त और आनंददायक होता है।

कहते हैं कि थाली में रोटी के आते और मुंह में पहला ग्रास लगाते ही खाने वाला व्यक्ति बड़ी सरलता से यह भांप जाता है कि बनाने वाले ने उसे बोझ समझ कर बनाया है अथवा प्रेम से। पाक कला संबंधी सभी प्रकार की जानकारी रखने के

निष्काम कर्म ईश्वर को ऋणी बना देता है और ईश्वर उसको ब्याज सहित वापस करने को बाध्य हो जाता है। —स्वामी रामतीर्थ

उपरांत भी रसोइए द्वारा बनाया गया भोजन और किसी गृहिणी द्वारा बनाया गया भोजन, जो स्वयं अपने पति और बच्चों के लिए प्रेम से ओत-प्रोत होकर तैयार करती है, दोनों के कार्यों में आकाश-पाताल का अंतर होता है।

गृहिणी द्वारा बनाए गए भोजन में गृहिणी ने प्रेम से वशीभूत होकर कर्म किया है, उस कर्म में उसे आनंद मिलता है। उसके कर्म में उत्कृष्टता स्वयं आ जाती है। जबकि रसोइए का भोजन बनाने का उद्देश्य पैसा कमाना है। उसे उसके कर्म में उतनी रुचि नहीं है। वह रुचि के लिए कर्म नहीं करता। उसका प्रयोजन उसे कर्म में जबरदस्ती लगाए हुए है। वह कर्म के लिए कर्म नहीं करता, बल्कि वह अपने अभिप्राय से प्रेरित होकर कर्म करता है। यह कर्म उसका बंधन है, बोझ है। गृहिणी का कर्म आनंद और प्रेम के लिए है। एक का कर्म मुक्ति दिलाता है, तो दूसरे का कर्म बंधन। अतः स्पष्ट है कि आसक्ति से किया गया कर्म बंधन स्वरूप है और प्रेम से किया गया कर्म आनंद उत्पन्न करता है। प्रेम से किए गए कर्म में आनंद की प्राप्ति होती है।

कर्म के संबंध में कुछ विचारकों के ऐसे विचार हैं कि व्यक्ति को दास की भांति नहीं, अपितु स्वामी की भांति कर्म करना चाहिए। यदि वह कर्म सच में भी दास की हैसियत से कर रहा है, तो भी यदि वह व्यक्ति उस कर्म से प्रेम करे, तो वह कर्म उसके लिए बोझ न बनकर एक आनंद का स्रोत बन जाएगा। प्रयोजन और आसक्ति सभी गौण हो जाते हैं। बस, मात्र प्रेम के सम्मिश्रण से ही वह दास रहते हुए भी स्वामी बन जाता है। उसका कार्य दास की भांति न होकर स्वामी की भांति होने लगता है।

इसी प्रकार अपने विचारों में परिवर्तन कीजिए। कर्तव्य के अनुकूल कर्म कीजिए। कर्म से प्रेम कीजिए, स्वामी की भांति कर्म कीजिए, परोपयोगी और लोकोपयोगी विचारों से प्रेरित होकर कर्म कीजिए। आपको स्वयं दृष्टिगोचर होगा कि आप ही के द्वारा पूर्व में किए जा रहे कर्मों में और इन विचारों से प्रेरित होकर किए जा रहे कर्मों में कितना महान् अंतर हो गया है। कर्म बोध ही समाप्त हो जाएगा, फिर आनंद और उत्साह से उन्नति के पथ पर बढ़ने से आपको कोई नहीं रोक सकता। दृढ़ संकल्प कीजिए और आज से ही अपने चरित्र में इन विचारों को धारण करने का प्रयास कीजिए। दूसरा कोई भी इसमें आपकी कोई सहायता नहीं कर सकता, यह सब स्वयं आपको ही करना है।

वही कर्म सर्वश्रेष्ठ है, जिससे बहुसंख्यक लोगों को अधिक-से-अधिक आनंद की प्राप्ति हो।
—फ्रांसिस हचिसन

कठिनाइयों से मत भागिए

जीवन फूलों की सेज नहीं है। यह तो कांटों का ताज है। इन्हीं कांटेदार पौधों में रंग-बिरंगे और सुहाने फूल भी खिलते हैं। यह उस माली की पटुता और परिश्रम पर निर्भर करता है कि वह कांटों से अपनी सुरक्षा करते हुए फूलों को ऐसा सजाए कि उसके साथ-साथ देखने वालों को भी फूलों की ही सुंदरता और मधुरता दृष्टिगोचर हो। कांटे तो बने ही हैं फूलों की सुरक्षा के लिए। इन्हीं कांटों ने तो गुलाब को फूलों का राजा बनाया। यह मरु उद्यान में भी जी लेता है। कांटों पर पलता है और संपूर्ण विश्व को अपनी सुंदरता और सुगंध से मोहित कर लेता है।

मानव जीवन भी गुलाब के जीवन से मिलता-जुलता है। सुख और दुख, अभाव और प्रचुरता, दोनों ही साथ-साथ चलते हैं, फलते हैं और बढ़ते हैं। दोनों की महत्ता व्यक्ति के व्यक्तित्व के विकास में महत्त्वपूर्ण स्थान रखती है, सुख अर्थात् सुलभता, दुख अर्थात् कठिनाई। प्रत्येक व्यक्ति का ऐसे सुलभ कार्यों के प्रति आकर्षित होना स्वाभाविक है, जो सरलता से संपन्न किए जाएं और उसमें शत-प्रतिशत सफलता मिलने की संभावना हो। ठीक इसके विपरीत दुर्लभ और कठिन कार्यों के प्रति विकर्षण भी होना स्वाभाविक है।

मानव में आलस्य, निद्रा और प्रमाद जैसे तमोगुणी भावों की उपस्थिति सदैव रहती है। यह व्यक्ति विशेष पर निर्भर करता है कि वह अपने भीतर भावों की इस उपस्थिति में भी उनसे अपने को बचाते हुए जीवन पथ पर अग्रसर होता रहे। इनसे पूर्णतः मुक्ति पा लेना तो कठिन है, पर उन्हें अपने वश में कर लेना उतना कठिन नहीं है। विश्व में जितने भी महान् एवं सफल व्यक्ति हुए हैं, चाहे उनका क्षेत्र जो भी रहा हो, उन लोगों ने इन तमोगुणी प्रवृत्तियों पर अवश्य विजय प्राप्त की है। मनुष्य मात्र अभ्यास से ही इन पर विजय प्राप्त कर सकता है।

सफलता का कोई रहस्य नहीं है। वह केवल अति परिश्रम चाहती है।
–हेनरी फोर्ड

व्यक्ति के विकास की कहानी तो प्रत्येक दिन उसकी दिनचर्या से प्रारंभ होती है। जीवन की प्रारंभिक दौड़ से ही प्रत्येक व्यक्ति कई ऐसे कार्यों को करता है, जिनमें वह एक बार ही नहीं, अपितु अनेक बार असफल होता है। एक नन्हा शिशु जब खड़ा होना सीखता है, तो वह कितनी बार गिरता है। बहुत बार गिरने के उपरांत बालक निराश हो जाता है, पर उसके माता-पिता या अभिभावक, सभी उसे प्रोत्साहित करते रहते हैं। वह फिर खड़ा होता है और फिर गिरता है। प्रोत्साहन का कार्य भी इसी प्रकार निरंतर चलता रहता है। वह खड़ा भी हो रहा है और गिर भी रहा है। पर इसका अंत क्या होता है? बालक का परिश्रम और उसका आत्मविश्वास, उसके भीतर कठिनाइयों से लड़ने की शक्ति और उसके माता-पिता या अभिभावक से मिलने वाला प्रोत्साहन, सभी मिलकर उसे सफल बनाकर ही छोड़ते हैं, और इसी का यह परिणाम है कि हम सभी आज अपने दोनों पैरों पर चल रहे हैं।

यह खेद का विषय है कि व्यक्ति की आयु जैसे-जैसे बढ़ती जाती है, उसका मन कठिन कार्यों की विपरीत दिशा में भागता रहता है। आयु बढ़ जाने के उपरांत उसे कोई प्रोत्साहित करने वाला भी नहीं रहता। अधिकांश निर्णय उसे अकेले ही लेने पड़ते हैं। प्रत्येक व्यक्ति को प्रतिदिन अनेक निर्णय लेने पड़ते हैं। यदि ऐसा कहा जाए कि व्यक्ति प्रत्येक क्षण निर्णय लेता ही रहता है, तो इसमें अतिशयोक्ति नहीं है। निर्णय लेते समय अथवा कोई कार्य करते समय कुछ लोग बराबर कठिन कार्यों को टाल जाते हैं। सरल कार्यों के प्रति बड़ी सहजता से निर्णय लेते हैं। उसका कार्यान्वियन भी शीघ्र कर देते हैं। इसके विपरीत जिस कार्य में अधिक समय, अधिक श्रम अथवा अधिक समस्याओं के उत्पन्न होने की संभावना होती है, उसे प्रारंभ ही नहीं करते हैं और भविष्य के लिए टाल देते हैं। उन्हें ऐसा लगता है कि अमुक कार्य में अधिक श्रम, चातुर्य और समय की आवश्यकता होगी। तदुपरांत भी सफलता की निश्चितता उन्हें नहीं दीख पड़ती है अथवा वे वैसे कार्यों को ही करना चाहते हैं, जिनके सफल संपादन पर उन्हें पूर्ण विश्वास है।

कठिनाइयों को टालने की प्रवृत्ति व्यक्ति में धीरे-धीरे बढ़ती जाती है। वह आज के कार्यों को कल के लिए टालता है और यही क्रम उस समय तक चलता रहता है, जब तक वह उसे चला सकता है। ऐसे अधिकांश कार्य व्यक्ति की प्राथमिकता से सदैव के लिए हट जाते हैं। कभी-कभी लाचारी में यदि उसे करने भी पड़ते हैं, तो व्यक्ति पहले से ही उन कठिन कार्यों के प्रति इतना उदासीन और भयभीत रहता है कि उसकी सफलता की संभावनाएं अत्यधिक क्षीण हो जाती हैं। वह नित्य

सफलता के लिए अत्यधिक अध्यवसाय एवं प्रबल इच्छाशक्ति आवश्यक है। *–स्वामी विवेकानंद*

छोटे-मोटे कार्यों को सफलता से संपादन कर उनके संबंध में अपनी सफलता का गुणगान करता है, पर जिन कार्यों को वह टाल जाता है, उनके संबंध में बात करना भी उचित नहीं समझता।

कठिन कार्यों से जी चुराना, उन्हें बार-बार टालते जाना धीरे-धीरे व्यक्ति की आदत बन जाती है। उस कार्य के स्मरण होते ही उसके भीतर असफलता की भावना आ जाती है और उससे बचने के लिए वह कोई-न-कोई बहाना ढूंढ़ निकालता है। यह व्यक्तित्व के विकास की एक प्रमुख बाधा है। ऐसा देखा जाता है कि कई कार्यों को, जिन्हें मात्र दो-चार दिन के लिए टाला जाता है, उन्हें आजीवन संपादित नहीं किया जा सकता। वह व्यक्ति की सबसे बुरी आदतों में से एक है, जो उसकी सफलता की दौड़ में उसे पीछे खींचती हैं।

कार्य छोटा हो अथवा बड़ा, सरल हो अथवा कठिन, उसमें सफल होने की संभावनाएं अधिक हों अथवा कम, जब व्यक्ति प्राथमिकता के आधार पर कार्यों का वर्गीकरण करेगा, उन्हें प्रारंभ करेगा, तो उसका संपादन करना भी सरल हो जाएगा। यदि आप कार्य से जी चुराने लगेंगे, आवश्यक और उच्च प्राथमिकता वाले कार्यों को छोड़कर अल्प प्राथमिकता वाले कार्यों पर इसलिए ध्यान देने लगेंगे, क्योंकि पहला कार्य कठिन और जटिल है, तो ऐसी स्थिति में व्यक्ति की प्राथमिकता ही बदल जाती है। प्राथमिकताओं के बदल जाने से, उसके द्वारा किए गए कार्यों के परिणाम से वह फल नहीं प्राप्त हो सकता, जिसको ध्यान में रखकर उसने अपनी प्राथमिकता बनाई थी।

मनुष्य अपने आसपास के प्राकृतिक वातावरण को यदि सावधानी से देखे, उससे सीखने का प्रयास करे, तो अनेक प्राकृतिक नियमों को वह बड़ी सरलता से ग्रहण कर सकता है।

बरसात के दिनों में चींटियों को कतारबद्ध रूप में एक साथ, एक स्थान से दूसरे स्थान पर जाते हुए आपने अवश्य देखा होगा। कुछ बच्चे खेल-खेल में इनके मार्गों में अवरोध उत्पन्न करने का खेल खेलते हैं। वे किसी छोटी वस्तु को उनके मार्ग में रख देते हैं, चीटियां अपना मार्ग बदल लेती हैं। वे उस वस्तु की बगल से जाने लगती हैं, फिर थोड़ी दूर जाकर वे पुनः अपने मार्ग को पकड़ लेती हैं। बच्चों द्वारा उत्पन्न किए गए अवरोधों से उन्हें कोई विशेष हानि नहीं होती।

हर ठीक कदम पर सफलता चलती है।

–इमर्सन

यदि अपने व्यावहारिक जीवन में हम इस छोटी-सी घटना से कुछ सीख लें, तो हमें बड़ा लाभ होगा। जैसे चीटियां कठिनाइयों के कारण कार्य नहीं छोड़ती हैं, वैसे हम भी कठिन कार्यों से डरें नहीं, उनमें लगे रहें, उन्हें कल पर न टालें, तो निश्चय ही हम अपने भीतर ऐसी शक्ति उत्पन्न कर सकते हैं कि हम इन कार्यों को सुचारु रूप से संपादित कर सकें।

कठिन कार्यों से जी चुराने की प्रवृत्ति छात्र जीवन से ही बालक प्रारंभ कर देते हैं। अपने स्कूली जीवन में जब कोई गणित, विज्ञान अथवा किसी भी विषय से संबंधित कोई कठिन प्रश्न अथवा प्रसंग छात्रों के पास आता है, तो कुछ बालक तो उन कठिन प्रश्नों को हल करने के उपरांत ही अगला पाठ प्रारंभ करते हैं, परंतु अधिकांश बालक, जो नहीं समझ पाते हैं अथवा जिन प्रश्नों के उत्तर उन्हें कठिन और जटिल प्रतीत होते हैं, उन्हें बिना हल किए ही दूसरे पाठ में बढ़ जाते हैं। यही मनोवृत्ति ऐसे बालक अपने व्यावहारिक जीवन में भी उतार लेते हैं। यह एक बहुत बुरी मनोवृत्ति है। इसका त्याग करना चाहिए।

यदि आप अपने व्यक्तित्व का विकास करना चाहते हैं, तो इस आदत से मुक्ति पाने का प्रयास कीजिए। किसी कार्य को प्रारंभ करने से पहले ऐसा मत सोचिए कि यह कार्य जटिल है तथा इसमें सफल होना कठिन है। यह सोचिए कि इस कार्य को कैसे संपादित किया जा सकता है, कैसे इसके परिणाम को अपने पक्ष में घुमाया जा सकता है। परिश्रम से बचने की बात मत सोचिए, कार्य समाप्त करने की बात सोचिए। कल के भरोसे पर किसी कार्य को टालने से कहीं अच्छा है कि आज ही उसे प्रारंभ कर दें। कबीर ने कहा है–

काल्ह करै सो आज कर, आज करै सो अब,
पल में परलय होयगी, बहुरि करैगा कब।

जब आप कार्य प्रारंभ कर देंगे, तो अनेक नए-नए मार्ग आपको दिखाई पड़ने लगेंगे। जब किसी कार्य के संबंध में आप विवेकपूर्ण निर्णय ले लेंगे, तो निश्चय ही उसके संपादन के अनेक मार्ग आपके समक्ष उपस्थित हो जाएंगे। कार्यों से भागिए नहीं, उनमें हाथ लगाइए। ऐसा हो सकता है कि किसी कार्य में आपको शीघ्र सफलता नहीं मिले, परंतु यदि व्यक्ति कार्य में अपने को लगाए रखेगा, तो बार-बार असफल होने के बाद भी सफलता उसी की होगी। आवश्यकता है, उत्साह से काम में लगे रहने की।

सफलता का रहस्य ध्येय की दृढ़ता में है।

–डिज़रायली

किसी भी कार्य को प्रारंभ करने के पूर्व यदि व्यक्ति उसे सकारात्मक दृष्टि से न देखकर नकारात्मक दृष्टि से देखेगा, तो उसे विघ्न, बाधा और कठिनाइयों के अतिरिक्त कुछ भी दिखाई नहीं देगा। ऐसी दशा में कार्य की कठिनाई और जटिलता वास्तविकता से और अधिक जटिल बनकर व्यक्ति के समक्ष उपस्थित हो जाएगी। इतना जटिल कि वह व्यक्ति उसे छूने की हिम्मत तक नहीं जुटा पाएगा और वह उस कार्य को न करने के पक्ष में अनेक तर्क ढूंढ़ने लगेगा। ऐसी स्थिति में उसका आत्मविश्वास समाप्त हो जाता है। उसमें अब कार्य के प्रति उत्साह उत्पन्न नहीं हो पाता। सदैव उसके सम्मुख उसके पराजित होने की छवि उपस्थित हो जाती है। इसका प्रभाव व्यक्ति द्वारा किए जाने वाले अन्य कार्यों पर भी पड़ता है। वह कार्यों से भागने लगता है। कार्य प्रारंभ न करने के अनेक तर्क ढूंढ़ निकालता है और उनसे अपने विवेक को ढंककर मन को बहलाने का प्रयास करता है। विवेक को उचित दिशा में कार्य नहीं करने देना, उचित मार्ग पर बढ़ने में बाधा उत्पन्न करना विवेक को नष्ट करना ही हुआ। व्यक्ति यदि विवेक को ही नष्ट कर देगा, तो उसके पास क्या बच जाएगा? उसके सारे विकास के केंद्र में तो विवेक ही विद्यमान है।

इसके विपरीत यदि प्रत्येक विषय पर वह सकारात्मक दृष्टिकोण रखे, तो कार्यों में उत्पन्न होने वाले विघ्न-बाधा भी उसे सरल और सहज प्रतीत होते हैं। कठिनाइयां ऐसी लगती हैं, जिन पर थोड़े प्रयास से विजय पाई जा सकती है। व्यक्ति उस कार्य को करने के अनेक उपाय ढूंढ़ने लगता है। इसी दिशा में वह अपनी बुद्धि और विवेक का संचालन करता है। कार्य के प्रति श्रद्धा, प्रेम और उत्साह उत्पन्न करने की चेष्टा करता है। वही कार्य जो पहले जटिल और कठिन प्रतीत होता था, अब मन में उत्साह के भर जाने के कारण उसे उतना कठिन और जटिल नहीं प्रतीत होता। यह तो उस तथ्य पर निर्भर करेगा कि व्यक्ति ने इस कार्य के प्रति अपने भीतर कितना उत्साह उत्पन्न किया। यदि उत्साह की मात्रा अधिक रहेगी, तो बार-बार असफल होने के उपरांत भी व्यक्ति नहीं थकेगा। उसी उत्साह, लगन और तत्परता से उस कार्य को बार-बार करता जाएगा और अंत में विजय उसी की होगी।

ऐसे जटिल और कठिन कार्यों के सफल संपादन पर व्यक्ति के भीतर जो सफलता की भावना उत्पन्न होती है, वह उसे अन्य कार्यों के लिए भी प्रचुर ऊर्जा प्रदान करती है।

जीवन में सफलता पाना प्रतिभा और अवसर की अपेक्षा एकाग्रता और निरंतर प्रयास पर कहीं अधिक अवलंबित है। —वैन्डेले

अतः आज ही से ऐसा नियम बना लीजिए कि किसी भी कार्य को आप इसलिए नहीं टालेंगे, क्योंकि उस कार्य को करने में आपको अधिक कष्ट होगा अथवा यह कार्य अधिक जटिल और कठिन है। ऐसे कार्यों को ढूंढ़कर उनमें हाथ लगाइए और असफल होने पर भी चिंता न कीजिए। कठिन और जटिल कार्य कष्टप्रद तो होते ही हैं, साथ-ही-साथ उनमें सफलता भी शीघ्र नहीं मिलती। इसलिए अपने भीतर से असफलता के भय को निकाल फेंकिए। कार्य के प्रति प्रेम उत्पन्न कीजिए, इससे आपके भीतर अदम्य साहस एवं उत्साह उत्पन्न होगा। वही उत्साह जो व्यक्ति के किसी कार्य में असफल होने के उपरांत भी उसी कार्य को बार-बार करने के लिए उसे शक्ति प्रदान करता रहता है। आपके भीतर जब ऐसी शक्ति का संचार हो जाएगा, मन उत्साह से भर जाएगा, तो सारी चिंता ही समाप्त हो जाएगी। सैकड़ों बार असफल होने के उपरांत भी आप बिना उस कार्य में सफलता पाए रह ही नहीं सकते हैं। महान् वैज्ञानिक एडिसन को इसी उत्साह ने बिजली के बल्ब की खोज में दो सौ उन्चास बार असफल होने के उपरांत दो सौ पचासवीं बार में सफल बनाया। एडिसन थका नहीं। उसके भीतर उत्साह की भी कमी नहीं हुई और अपने आविष्कार के लिए अमर हो गया। आप भी ऐसा कर सकते हैं। मात्र अपने चरित्र में परिवर्तन कीजिए। ऐसे कठिन कार्यों के समाप्त होने के बाद, जो सुखद अनुभव आपको प्राप्त होगा, वह निरंतर आपके भीतर सफलता की ओर बढ़ने की प्रेरणा प्रदान करता रहेगा। वस्तुतः कठिन कार्यों में साधारण कार्यों से अधिक रुचि लेने की आवश्यकता है, तभी तो उन्हें उचित ढंग से किया जा सकेगा। अपने भीतर ऐसी आदत बनाइए कि किसी कार्य से भी आपको भय नहीं लगे, आलस्य नहीं लगे। यह आपके व्यक्तित्व में निखार ला देगा। आपके भीतर आत्मविश्वास उत्पन्न करेगा। अन्य लोगों में आपके प्रति महत्ता का भाव उत्पन्न करेगा।

आचरण रहित विचार कितने भी अच्छे क्यों न हों, उन्हें खोटे मोती की तरह समझना चाहिए।
—*महात्मा गांधी*

बुरे विचारों से बचिए

आपका मन एक विशाल सागर है। सागर में जैसे सदैव लहरें बनती और बिगड़ती रहती हैं, उसी प्रकार आपके मन में भी अनवरत एवं अविराम गति से विचार तरंगित होते हैं। वे बनते और बिगड़ते रहते हैं। जैसे सागर अनंत काल से अपनी असीम ऊर्जा से इन लहरों को उत्पन्न करता जा रहा है, ठीक उसी तरह आपके मन में भी प्रतिपल नए-नए विचारों की उत्पत्ति होती है। ये विचार आपके भीतर एक अदृश्य ऊर्जा उत्पन्न करते जाते हैं। यदि सूक्ष्मता से आप इस वस्तु स्थिति का अवलोकन करेंगे, तो आपको स्वतः उस ऊर्जा का आभास मिलने लगेगा। यह बड़ी शक्तिशाली ऊर्जा है। पर होता क्या है? जैसे प्रतिदिन सागर की प्रत्येक लहर अपनी ऊर्जा को किनारे आकर समाप्त कर देती है, उसी प्रकार असंख्य विचारों से उत्पन्न विभिन्न प्रकार की ऊर्जा, जो आपके मन में उत्पन्न होती है, व्यर्थ ही समाप्त हो जाती है। आपके भीतर उत्पन्न ऐसे विचार, जो कार्य रूप में परिणत नहीं हो सके, ऊर्जा उत्पन्न करने में सफल तो होते हैं, पर वह ऊर्जा व्यर्थ ही चली जाती है। इसी प्रकार आप अपने जीवन में अपने मन द्वारा उत्पादित ऊर्जा का एक बड़ा अंश व्यर्थ ही गंवा देते हैं और अपनी शक्ति का ह्रास करते रहते हैं।

आपके आचरण और चरित्र के अनुसार आपके मन में विचारों की उत्पत्ति होती है। आपका चरित्र, परिवेश, परिस्थिति, प्रकृति, कर्म अन्य भौगोलिक, ऐतिहासिक, राजनीतिक एवं सामाजिक वातावरण के सम्मिश्रण से बनता है। आप दूसरों से जैसे प्रभावित होते हैं, वैसे ही आप दूसरों को भी प्रभावित करते हैं। यह तो उस व्यक्ति के आचरण पर निर्भर करता है कि उसने आपको कितना प्रभावित किया और आपके आचरण पर यह निर्भर करेगा कि आप दूसरों को कितना प्रभावित

विचार ही हमारे चरित्र का संगठन करते हैं।
—स्वेट मार्डेन

करते हैं। ठीक उसी प्रकार जिस प्रकार लोहे और चुंबक का आचरण है। सभी जानते हैं कि चुंबक में आकर्षण शक्ति है। वह लोहे को अपनी तरफ आकर्षित करता है। लोहे में कोई स्पष्ट आकर्षण शक्ति नहीं है, साधारणतः सभी समझते हैं कि चुंबक ही लोहे को खींचता है। परंतु इस विषय को यदि आप सूक्ष्मता से देखें, तो आपको यह स्पष्ट हो जाएगा कि आकर्षण शक्ति के नहीं रहते हुए भी कभी-कभी चुंबक भी लोहे की ओर खिंच जाता है। अथवा यों कहें कि उस लोहे के लिए चुंबक इतना हलका पड़ता है कि वह खींचने के बदले स्वयं खिंच जाता है। हो सकता है कि सुनने में यह बात आपको सही नहीं लगे, परंतु उदाहरण से यह आपको स्पष्ट हो जाएगा।

यदि आपके पास एक चुंबक हो, जिसका वजन दो सौ ग्राम अथवा तीन सौ ग्राम हो और एक दूसरा लोहे का पिंड हो, जिसका वजन लगभग चालीस कि.ग्रा. हो। अब आप उस चुंबक को धीरे-धीरे उस बड़े लोहे के पिंड के पास ले जाइए। जैसे-जैसे दूरी कम होती जाएगी, आप अनुभव करने लगेंगे कि चुंबक, जिसे आपने हाथों में पकड़ रखा है, वह बड़े पिंड की ओर तेजी से भागना चाहता है, आपको अपनी पकड़ मजबूत करनी पड़ेगी। एक ऐसा स्थान भी आएगा, जहां से यह चुंबक सीधे उस लोहे से एकाएक सट जाएगा। ठीक इसके विपरीत यदि लोहे का आकार पिंड और वजन उस चुंबक के आकार, पिंड और वजन से बहुत कम होता, तो लोहा ही खिंचकर चुंबक के पास चला आता। पर जब लोहे का पिंड आकार और वजन बड़ा है, तो चुंबक खिंचकर स्वयं उसके पास चला गया।

इसका अर्थ यह हुआ कि लोहे और चुंबक का खींचना उसके मात्र आकर्षण शक्ति पर न होकर उसके वजन और आकार पर भी निर्भर करता है। ठीक इसी तरह आपका दूसरे से प्रभावित होना या दूसरे का आप से प्रभावित होना, दोनों की इच्छा शक्ति की दृढ़ता और उस ऊर्जा पर निर्भर करता है, जो विचार द्वारा उत्पन्न होती है।

यदि कभी आपके जीवन में किसी उच्च व्यक्तित्व वाले व्यक्ति के साक्षात्कार का अवसर मिला हो, तो आप इस आकर्षण का भली-भांति अनुभव कर सकते हैं। एक महान् व्यक्ति के भीतर उत्पन्न हो रहे विचारों की शक्ति में ऐसा बल और आकर्षण होता है कि साधारण व्यक्ति भी बड़ी सरलता से उसकी ओर आकर्षित हो जाते हैं और उनके अपने विचार धीरे-धीरे लुप्त होते जाते हैं। तब वह व्यक्ति उस महान् व्यक्ति के व्यक्तित्व से पूर्णतः प्रभावित हो जाता है और उसका अपना

निषेधात्मक विचार मनुष्य की शक्ति क्षीण करते हैं।
—क्लिंटन

व्यक्तित्व ही समाप्त हो जाता है। एक व्यक्ति का दूसरे व्यक्ति से प्रभावित होना एवं आकर्षित होना उसके आचरण, पसंदगी और नापसंदगी तथा परिस्थितियों आदि पर निर्भर करता है। अच्छे विचारों से मनुष्य के भीतर अच्छी ऊर्जा का उत्पादन होता है। इसके ठीक विपरीत बुरे विचारों से ऐसी ऊर्जा का उत्पादन होता है, जो व्यक्ति को बुरे मार्ग पर ले जाती है। यही कारण है कि कोई दानव बन जाता है, तो कोई देव बन जाता है।

प्रकृति अथवा परमात्मा ने मनुष्य के भीतर निर्मल आत्मा के अतिरिक्त बुद्धि और विवेक जैसी चमत्कारी शक्तियां व्यक्ति को दानव बनने के लिए नहीं, अपितु देवत्व प्राप्त करने के लिए दी हैं, परंतु अज्ञानता, उतावलापन तथा गलत उदाहरणों से प्रभावित होकर व्यक्ति सफलता से बहुत दूर चला जाता है। वह स्वयं अपने विवेक को मार देता है, अपनी आत्मा पर ऐसी कालिख पोत देता है, जिससे उसकी प्रखरता ही समाप्त हो जाती है। अब उसकी आत्मा व्यक्ति के विचारों को बल प्रदान करने के स्थान पर एक मूक दर्शक बनकर देखती रह जाती है और अब व्यक्ति त्रुटिपूर्ण मार्गों पर ही गिरता-पड़ता आगे बढ़ता चला जाता है। यह क्रम यहीं समाप्त नहीं हो जाता। उस व्यक्ति का चरित्र उसी के अनुसार बन जाता है और वह अन्य व्यक्तियों को भी प्रभावित करने लगता है। विशेषकर ऐसे व्यक्तियों को प्रभावित करता है, जिनके अपने दृढ़ विचार नहीं हैं, जिनके चरित्र में सद्भावना की कमी है और जो अपनी विवेक शक्ति को अच्छी तरह विकसित नहीं कर पाए हैं। ऐसे लोग सफलता के अर्थ का अनर्थ बना लेते हैं।

व्यक्ति की आत्मा, जो शुद्ध और निर्मल वस्तु है, वह उसे गलत राहों पर जाने से रोकती है। उचित-अनुचित का निर्णय करने के लिए व्यक्ति के पास विवेक है, परंतु जब व्यक्ति स्वयं अपने विवेक से हट जाता है, तो उचित-अनुचित का निर्णय स्वयं नहीं करता तथा दूसरों द्वारा किए गए निर्णय को उनके प्रभाव में आकर स्वीकार कर लेता है। वह अपनी आत्मा की आवाज को टाल जाता है, तो इससे अनेक समस्याओं का जन्म होता है। वह तो विवेक शून्य हो ही जाता है, दूसरों के लिए भी समस्याएं उत्पन्न करता जाता है। व्यक्तित्व तो विचार ही है, और जब किसी व्यक्ति का अपना विचार दृढ़ न हो, तो वह व्यक्ति क्या है? अपने भीतर दृढ़ विचार उत्पन्न कीजिए, अपने व्यक्तित्व को निखारिए, दूसरों से प्रभावित होने के पूर्व अपनी आत्मा की आवाज सुनिए। जो कार्य आप करने जा रहे हैं,

---

यदि आप सुखी और समृद्धशाली होना चाहें, तो आपको सुख-समृद्धि के ही विचार पैदा करने चाहिए। —*स्वेट मार्डेन*

इसका निर्णय अपने विवेक से लीजिए। ऐसा करने से आप अनेक गलत निर्णयों से बच जाएंगे। आपके भीतर आपका अपना व्यक्तित्व निखरेगा।

किसी वस्तु या विचार को बुरा अथवा भला कहने के पूर्व अपनी आत्मा की आवाज एवं विवेक की दृष्टि घुमाइए। बुराई बड़ी हो अथवा छोटी, आत्मा और विवेक किसी स्थिति में भी बिना झिझक के स्वीकार नहीं करते हैं। जब उनके द्वारा बार-बार विरोध करने के बाद भी यदि कोई व्यक्ति उस ओर ध्यान नहीं देता, तो ऐसी स्थिति में वे आत्मसमर्पण कर देते हैं। बार-बार आत्मसमर्पण का अर्थ होता है, मृतप्राय बन जाना और ऐसी स्थिति में इन अनुचित कार्यों के लिए व्यक्ति की आत्मा तथा उसका विवेक कोई अवरोध पैदा नहीं करते और व्यक्ति स्वच्छन्द रूप से अपनी गलतियों को दोहराता रहता है। व्यक्तित्व ही तो आपको सफल बनाने में आपका सबसे बड़ा सहयोगी होता है।

मैं नहीं जानता कि आप सिगरेट या शराब पीते हैं अथवा नहीं। अगर आप नहीं पीते, तो किसी दूसरे बुरे व्यसन का ही विश्लेषण कर लीजिए। यदि आप पीते हैं, तो आप याद कीजिए, पहली बार कब इस व्यसन की ओर आप आकर्षित हुए। कब इससे प्रभावित हुए और कब आपने इसे पहली बार पिया। उस समय आपकी उम्र कुछ भी रही हो, यदि आप सच्चे हृदय से एवं निष्कपट रूप से अपने को उस परिस्थिति में ले जाकर सोचें, तो आपको आपकी आत्मा और विवेक सब स्पष्ट दृष्टिगोचर होंगे। पहली बार जब आप इस ओर आकर्षित हुए होंगे, निश्चय ही आपकी आत्मा ने आपको रोका होगा। विवेक ने कहा होगा कि यह उचित नहीं है। आप मान गए होंगे, परंतु जब मित्रों और दूसरे व्यक्तियों से प्रभावित होकर आपका आकर्षण इस ओर बढ़ने लगा होगा, तो आत्मा की आवाज धीमी पड़ गई होगी। विवेक भी बार-बार कहने के उपरांत शिथिल पड़ गया होगा और इन दोनों की इच्छा के विपरीत इनकी न मानकर आपने पहली बार सिगरेट अथवा शराब पी होगी। ऐसा आपके साथ ही नहीं, यह तो प्रत्येक उस व्यक्ति की कहानी है, जो अपनी आत्मा की आवाज को अनसुनी कर तथा विवेकपूर्ण निर्णय को शिथिल कर अनुचित मार्गों पर बढ़ जाता है।

ऐसा मात्र सिगरेट और शराब या अन्य किसी भी बुरी बात, जैसे हत्या, लूट, डकैती, छल-कपट, प्रपंच आदि किसी भी अवगुण के पैदा होने पर हमारा विवेक उससे बचने के लिए कहता है, किंतु इन कार्यों को अनेक बार दोहराने से आत्मा और

दुष्ट विचार ही मनुष्य को दुष्ट कार्य की ओर ले जाता है।
—उपनिषद्

विवेक संकेत शून्य हो जाते हैं। धीरे-धीरे यही व्यक्ति का चरित्र बन जाता है। अर्थात् यही उसका स्वरूप हो जाता है। अब इन कार्यों के प्रति उसके भीतर कोई विरोध करने वाला नहीं रह जाता। वह दूसरों को प्रभावित करता है और दूसरा तीसरे को। यह क्रम इसी प्रकार बढ़ता जाता है। यदि व्यक्ति अपनी आत्मा की आवाज सुने, अपने विवेकपूर्ण निर्णयों का सम्मान करे, तब अच्छा क्या है? बुरा क्या है? इसका निर्णय करने में उसे कोई कठिनाई नहीं होगी और उसके निर्णय सदैव सही होंगे।

व्यक्ति के जीवन में प्रायः ऐसा होता है कि उसके द्वारा किए गए अनेक कार्यों का फल उसके पक्ष में नहीं होता। इससे व्यक्ति के भीतर अयोग्यता की उत्पत्ति होती है। अयोग्यता से आत्मविश्वास की कमी होती है। इसी से हीनता और निराशा भी उत्पन्न होती है। व्यक्ति समझ नहीं पाता कि परिश्रम के उपरांत भी कार्यों का फल उसके अनुकूल क्यों नहीं होता। इस विषय पर जब आप विस्तारपूर्वक सोचेंगे, तो स्थिति स्पष्ट हो जाएगी कि आपके भीतर किसी भी कार्य अथवा योजना की उत्पत्ति आपके विचारों से होती है। पहले व्यक्ति विचार करता है, सोचता है और मनन करता है, फिर उसी विचार को कार्यान्वित करने हेतु श्रम करता है। श्रम के उपरांत वह फल की आशा करता है। फल की आशा को वह अपने श्रम के आधार पर ही आंकता है। यह प्रकृति के उस साधारण नियम को भूल जाता है कि वृक्षों में फल उनके बीज के आधार पर ही आते हैं। यदि आम का वृक्ष बोया जाएगा, तो उसमें नारंगी अथवा सेब के फल नहीं आएंगे। धतूरे के पौधों में लीची नहीं फलती। तात्पर्य यह हुआ कि जिस वस्तु का बीज हम बोते हैं, उसका ही फल हमें प्राप्त होता है।

इसी उदाहरण को यदि हम अपने जीवन में उतारें, तो इसका स्पष्ट अर्थ होगा कि प्रत्येक योजना अथवा कार्य का बीज होता है–विचार। यदि बीज अच्छा है, तो फल अच्छा होगा। यदि बीज साधारण है, तो फल साधारण होगा। यदि बीज दूषित है, तो फल भी दूषित होगा। हिंसा, ईर्ष्या, द्वेष, क्रोध, मान, जलन, प्रतिशोध, आदि से संबंधित विचारों से उत्पन्न फल निश्चय ही बुरे होंगे। इसके विपरीत लोकोपयोगी तथा परोपकारी विचारों से उत्पन्न कार्यों के फल निश्चय ही लाभकारी होंगे। विचारों का भला-बुरा होगा, तो स्वतः आत्मपरीक्षण से ज्ञात हो जाएगा। जब कार्यों का फल विचारों पर निर्भर करता है, तो सफलता पाना कितना सरल हो जाता है। व्यक्ति को चाहिए कि अपने बुरे विचारों को स्वीकार ही न करे और अच्छे विचारों

अपने विचारों को अपना बंदीगृह मत बनाओ।
—*शेक्सपियर*

पर आधारित योजनाओं पर ही कार्य करे। बुरे विचारों से बचना व्यक्ति की सफलता के लिए आवश्यक है।

सागर की लहरों की भांति हमारे मन में अनवरत और असंख्य विचार बनते और बिगड़ते रहते हैं। उन्हीं विचारों में से कुछ की ओर व्यक्ति अधिक आकर्षित हो जाता है और उन्हीं पर अपनी योजनाएं बनाने लगता है। वह सभी विचारों को संयोजित कर रखने में सक्षम नहीं हो पाता। भले और बुरे विचारों में भी भली-भांति अंतर नहीं कर पाने से व्यक्ति की सफलता प्रभावित होती है। किसी भी विचार पर आगे बढ़ने के पूर्व उसे भली-भांति जांच लीजिए, तभी उस पर आगे बढ़िए, क्योंकि विचार ही तो वह बीज है, जिस पर आपके कार्य का फल निर्भर करता है। यही वह नींव है, जिस पर आपके व्यक्तित्व के भव्य भवन का निर्माण होता है। अनेक बुरे विचार भिन्न-भिन्न रूपों में आपके मन में तरंगित होते रहते हैं। वे आपकी सफलता के मार्ग में बाधक बन जाते हैं। ऐसे अनेक बुरे विचार हैं, जिनसे आपको बचना है। इसका निर्णय स्वयं आपका विवेक ही कर सकता है।

भय से उत्पन्न विचार व्यक्ति को अनेक कार्यों के लिए अयोग्य बना देता है। भय की उत्पत्ति मुख्यतः अज्ञान, संदेह और अविश्वास आदि से होती है। यह व्यक्ति की एक महान् दुर्बलता है। किसी को रोग का भय है, कोई असफलता के भय से ग्रसित है, कुछ लोग भूत-प्रेत के भय से आतंकित हैं, कुछ लोगों को समाज और प्रतिष्ठा का भय है, कोई मृत्यु के भय से भयभीत है, तो कोई नरक के भय से। अनेक प्रकार के भय मनुष्य को नाना रूपों में सताते रहते हैं। भय इष्ट के वियोग और अनिष्ट की आशंका से मन में उत्पन्न होने वाला एक कायरतापूर्ण विकार है। सृष्टि के आरंभ से ही प्रकृति के प्रचंड रूप को देखकर मानव के मन में उसी काल से यह विकार पोषित होता चला आ रहा है। बाढ़, ओला-वृष्टि, आंधी-तूफान, भूकंप, वज्रपात, प्रचंड ताप, दावानल, हिंसक पशु जैसे प्रकृति के अनेक विनाशकारी रूपों से व्यक्ति को अपने प्राण रूपी इष्ट के वियोग का भय उत्पन्न हुआ और तभी से वह आज तक किसी-न-किसी रूप से भयभीत ही रहता है। भय का यह प्राचीन रूप परिवर्तित होकर आज अन्य रूपों में विद्यमान है।

आज के वैज्ञानिक युग में भय को प्रगति का एक महान् अवरोध माना जा रहा है। कितने रोमांचकारी, जटिल और कठिन कार्य, जो पूर्व में असंभव माने जाते

> विचारों का अजीर्ण भोजन के अजीर्ण से बुरा है, क्योंकि भोजन के अजीर्ण की तो दवा है, पर विचारों का अजीर्ण आत्मा को बिगाड़ देता है।
> —महात्मा गांधी

थे, अब धीरे-धीरे सरल होते जा रहे हैं। अब तक चार सौ से अधिक व्यक्तियों ने माउंट एवरेस्ट पर चढ़ने में सफलता प्राप्त कर ली है। कितने ही लोगों ने कई स्थानों पर तैरकर समुद्र पार किया है। निर्जन और बर्फीले ध्रुवीय प्रदेशों में कितनी यात्राएं की जा चुकी हैं। भय की उत्पत्ति मुख्यतः बाल्यकाल से ही प्रारंभ हो जाती है और इसको बालक के मन में उत्पन्न कराने में उसके माता-पिता ही अधिक सहयोगी होते हैं। वे ही बच्चों को गिरने का भय, भूत-प्रेत का भय, पानी में डूबने का भय, आदि से भयभीत कराते हैं। परिणामतः बच्चे भय से ग्रसित हो जाते हैं और उन्हें अपनी योग्यता पर अविश्वास उत्पन्न हो जाता है। धीरे-धीरे ऐसे ही बालक और बालिकाएं अनावश्यक भय से ग्रसित रहते हैं और उनके माता-पिता ऐसा सोचते हैं कि इनका भयभीत होना स्वाभाविक है। इन बालक-बालिकाओं के बड़े होने के उपरांत भी इनके लिए भय से निकल पाना संभव नहीं हो पाता। फिर जब वे माता-पिता बनते हैं, तो अपनी संतान के साथ भी इनका वैसा ही बर्ताव होता है, जैसा उनके माता-पिता ने उनके साथ किया है, अर्थात् उनके बच्चे भी उन्हीं की भांति भयभीत और अयोग्य बनकर रह जाते हैं।

मैं एक ऐसी शिक्षित महिला को जानता हूं, जिसकी आयु लगभग 34-35 वर्ष की है। वह मुंबई घूमने गई थी। जिस परिवार में वह ठहरी थी, वह परिवार एक इक्कीस मंजिले भवन के चौदहवें मंजिल पर रहता था। महिला के साथ उसके माता-पिता भी वहां गए थे। उस महिला को लिफ्ट से चढ़ने और उतरने में भय लगता था। वह प्रतिदिन कई बार चौदहवें मंजिल से नीचे जमीन पर और जमीन से चौदहवें मंजिल तक सीढ़ियों से चढ़ती और उतरती थी। दुर्भाग्य की बात तो यह थी कि उस महिला के माता-पिता ने कोई भी ऐसा प्रयास नहीं किया, जिससे उनकी पुत्री के मन से लिफ्ट पर चढ़ने और उतरने का भय समाप्त हो सके। वे उसे स्वाभाविक समझते थे और उसके इस कार्य का अनुमोदन करते रहते थे। लगभग दो सप्ताह रहने के बाद वह महिला पुनः वहां से लौट आई। मैंने उस महिला के भीतर बैठे भय का विश्लेषण करने की चेष्टा की। मुझे ज्ञात हुआ कि उस परिवार में बाल्यकाल से ही सभी लड़के-लड़कियां भयभीत रहते थे। बिछावन पर सोते समय कोई भाई-बहन पलंग से नीचे भय के मारे पैर रखना पसंद नहीं करते थे। उनमें यह भय व्याप्त था कि पलंग के नीचे कहीं भूत न हो। जब रात में उन्हें अपने कमरे से बाथरूम अथवा अन्य कमरों में जाना पड़ता था, तो बच्चे चिल्लाकर माता-पिता को बगल के कमरे से बुलाते थे और माता-पिता के साथ ही बाथरूम अथवा अन्य कमरों

निश्चयात्मक विचार से निर्माण शक्ति का विकास होता है।
—अज्ञात

में जाते थे। उनकी अवस्था बढ़ती गई, परंतु यह क्रम नहीं बदला। बीस-पच्चीस वर्ष की आयु तक वे इसी प्रकार माता-पिता के सहारे ही आते-जाते थे। विवाह के उपरांत भी उनके परिवार की लड़कियों के मन से विभिन्न प्रकार के भय नहीं जा सके।

आज के वैज्ञानिक चिकित्सा विधि में व्यक्ति के मन से भय को हटाने के लिए निरंतर शोध के उपरांत ऐसा पाया गया है कि इस संबंध में कोई दवा विशेष लाभप्रद नहीं सिद्ध हो रही है। जिस विधि से व्यक्ति के मन से आज भय को मिटाया जाता है, उस विधि को व्यवहार विधि कहते हैं। व्यवहार विधि अर्थात् ऐसा व्यवहार करना कि व्यक्ति अपनी उस अयोग्यता को, जिसके कारण वह भयभीत है, धीरे-धीरे समाप्त कर दे। जिस वस्तु से अथवा जिस स्थिति से उसे भय लगता है, धीरे-धीरे उसी वस्तु के अधिकाधिक समीप अथवा उस स्थिति में व्यक्ति को रखा जाता है। निरंतर ऐसे प्रयोगों के उपरांत व्यक्ति के मन से भय निकल पाता है। यह उसके व्यक्तित्व के विकास में एक महान् बाधा है। यदि माता-पिता प्रारंभ से ही इस ओर कुछ ध्यान दें, तो बच्चों के भीतर भय की उत्पत्ति नहीं होगी। निर्भय रहना तो एक दैवीय गुण है। वह व्यक्ति के व्यक्तित्व के विकास में अत्यधिक सहायक हो सकता है।

विचार जो व्यक्ति के मन में हीनता, चिंता, क्रोध आदि उत्पन्न करते हैं, वे भी प्रत्यक्ष अथवा परोक्ष रूप से व्यक्ति को अकर्मण्य ही बनाते हैं, ऐसे बुरे विचारों से भी बचना आवश्यक है। ये विचार व्यक्ति के भीतर नकारात्मक शक्ति का सृजन करते हैं, साथ-ही-साथ सकारात्मक शक्ति का ह्रास भी करते हैं। व्यक्ति के भीतर उसके स्नायु तंतुओं को अत्यधिक उत्तेजित अथवा शिथिल कर देते हैं। व्यक्ति की स्थिरता समाप्त हो जाती है। स्नायु तंतुओं में एकाएक उत्तेजना अथवा स्थिरता आने से उसके भीतर की अनेक कोशिकाओं की उत्पादक शक्ति नष्ट हो जाती है और वह व्यक्ति कई रोगों से ग्रसित हो जाता है। रोगों से ग्रसित होना जहां उसके शरीर को हानि पहुंचाता है, वहीं ऐसे विचार उसे अकर्मण्य बनाते हैं। आत्मविश्वास और एकाग्रता से उसे दूर कर देते हैं। उसमें अयोग्यता की भावना की उत्पत्ति हो जाती है और उसका विपरीत प्रभाव व्यक्ति की सफलता पर पड़ता है। इन दुर्विचारों से बचने का सरल मार्ग यह है कि मन में ऐसे नकारात्मक विचारों के उत्पन्न होते ही उन्हें सकारात्मक विचारों से धर दबोचें।

मनुष्य जैसा अपने हृदय में विचारता है, वैसा ही बन जाता है।
—बाइबिल

जब चिंता, क्लेश आदि दुखित करने वाले विचार आपके भीतर उत्पन्न हों, तो पहले तो उन्हें मन से हटाने का प्रयत्न कीजिए। यदि ऐसा लगे कि वे विचार सरलता से नहीं हट पा रहे हैं, तो अपनी मनोस्थिति को बदलिए। उसे ठीक इन विचारों के विपरीत ले जाइए अर्थात् चिंता और दुःख के विपरीत प्रसन्नता और हर्ष उत्पन्न करने वाले विचारों का सृजन कीजिए। अपने अतीत के पृष्ठों को उलटिए। पूर्व में जिन कार्यों से आपको अतिशय आनंद की प्राप्ति हुई हो, उन्हें अपने विचारों में लाइए। फिर वही हर्ष और उल्लास का अनुभव आपके मस्तिष्क में आ जाएगा। चेष्टा कीजिए कि यह अनुभव मस्तिष्क में बना रहे। फिर अतीत से वर्तमान की ओर आइए, सोचिए इन बुरे विचारों के उत्पन्न होने के पूर्व आपने कौन-सा कार्य करने का कार्यक्रम बनाया था, जिसे इन बुरे विचारों ने प्रभावित किया है। इस कार्यक्रम की ओर ध्यान दीजिए। मस्तिष्क में हर्ष और उल्लास के साथ-साथ अपने भावी कार्यक्रम की रूपरेखा तैयार कीजिए। दृढ़ता से निश्चय कीजिए और उस पर बढ़ चलिए। निश्चय ही आपके मन के बुरे विचार बार-बार आकर आपको पथ से भ्रमित करने का प्रयास करेंगे। शीघ्र ही इन विचारों को इनके विपरीत वाले विचारों से समाप्त कर दीजिए।

आलस्य उत्पन्न करने वाले विचारों से भी सदैव दूर रहने का प्रयास कीजिए। आलस्य से बचने का तो बस एक ही मार्ग है, वह है कि अपने को क्रियाशील रखिए। आपकी साधारण भूल भी आपको आलस्य के चंगुल में फंसा सकती है। आलसी विचारों से बचिए। सोचिए अभी आपके जीवन में कितने ऐसे कार्य अपूर्ण पड़े हुए हैं, जिन्हें आपको पूरा करना है। इन कार्यों के मधुर परिणामों की ओर अपना ध्यान घुमाइए। व्यक्ति का जीवन तो छोटा होता है और उसके सम्मुख रहता है–ढेर सारा कार्य। अपने जीवन काल में कई कार्यों को तो वह प्रारंभ ही नहीं कर पाता। अनेक कार्य अपूर्ण रह जाते हैं, जिनसे उसे कोई लाभ नहीं मिल पाता। आपके द्वारा अपूर्ण स्थिति में छोड़े गए कार्यों का कोई परिणाम नहीं मिल पाता।

विश्व में जितने भी बड़े-बड़े कार्य हुए हैं, यदि वे पूर्ण नहीं हो पाते, तो उनके करने वाले व्यक्तियों को उसका श्रेय कैसे मिल पाता। **समाज, राष्ट्र और विश्व, कोई भी आपके अपूर्ण कार्यों का मूल्यांकन नहीं करता। मूल्य तो उसी का मिलता है, जिसे आपने पूर्ण कर दिया है।** अनेक अपूर्ण ग्रंथ अज्ञात लेखकों के घर में ही पड़े रह गए। न वे पाठकों के समक्ष आ सके और न उनका मूल्यांकन ही हो सका। ऐसे ही विचारों से प्रेरित होकर अपने अपूर्ण कार्यों की ओर ध्यान दीजिए।

महान् विचार जब कार्यरूप में परिणत हो जाते हैं, तो महान् कृतियां बन जाती हैं। —*हैजलिट*

आलस्य के अंधकार से बाहर निकलिए और कार्य में जुट जाइए। यही एकमात्र युक्ति है आलस्य पर विजय पाने की। जब भी कोई बुरा विचार आपके मस्तिष्क में आए, तो उसे उसी के विपरीत वाले अच्छे विचार से परास्त कीजिए। पढ़ने में यह युक्ति अति सरल प्रतीत होती है, परंतु बिना लंबे अभ्यास के, इस पर चलना कठिन है। आज से ही इसका अभ्यास प्रारंभ कर दीजिए। कुछ दिनों में आप पाएंगे कि इस रीति से आपके अनेक बुरे विचार उतने प्रभावशाली नहीं हो पा रहे हैं, जितने वे पूर्व में हो जाया करते थे।

जैविक रूप से सभी मनुष्य प्रायः एक से ही हैं। परमात्मा ने किसी व्यक्ति के साथ कोई अन्याय अथवा पक्षपात नहीं किया है। कुछ लोगों में यह अनुचित विचार घर कर गया है कि वे कई कारणों से साधारण व्यक्ति ही हैं। मनुष्य की उन्नति मुख्यतः उसके अपने प्रयासों पर निर्भर करती है। प्रयास करना उसकी इच्छाओं पर निर्भर करता है। इच्छाएं उसके आचरण और व्यक्तित्व पर निर्भर करती हैं। आचरण और व्यक्तित्व उसके कर्म से बनता है। कर्म की उत्पत्ति उसके मन में उठने वाले विचारों से होती है। विभिन्न विचार व्यक्ति के मन में सदैव उठते रहते हैं। वह जिन विचारों की ओर सबसे अधिक आकर्षित होता है, वही उसकी इच्छा बन जाती है। विचारों को स्वीकार या अस्वीकार करना व्यक्ति की संकल्प शक्ति की प्रबलता पर निर्भर रहता है। संकल्प शक्ति का प्रारंभ व्यक्ति के बाल्यकाल से ही माता-पिता, मित्र-परिजन, पास-पड़ोस के लोग अर्थात् सामाजिक परिवेश पर निर्भर करता है। उसी से उसके चरित्र और आचरण का निर्माण होता है।

कहने का अर्थ यह हुआ कि व्यक्ति के द्वारा किए जाने वाले सभी कार्य एक वृत्ताकार परिधि में घूमते रहते हैं। उसका कर्म, आचरण, प्रयास, सभी इस पर निर्भर करते हैं कि उसने अपने विचारों को स्वीकार करते समय अपने विवेक का कितना उपयोग किया। उसका विवेकशील निर्णय जहां उसे उन्नति के शिखर पर पहुंचाता है, वहीं उसका अविवेकी निर्णय उसे पतन के गर्त में गिराता है। व्यक्ति के भीतर अनुचित विचारों की उत्पत्ति ही इस बात का द्योतक है कि व्यक्ति विवेक से दूर होता जा रहा है और वह स्वयं अपने से कपट कर रहा है।

यदि आप सूक्ष्मता से प्रकृति को देखें, तो उसके संपूर्ण गुणों को आप भली-भांति समझ पाएंगे। हमारे बाह्य जगत में मुख्यतः प्रकृति हमें अपने तीन रूपों में प्रभावित करती है—शंति, क्रियाशीलता और जड़ता। जड़ता अर्थात् अंधकार, अंधकार से कर्म

> **लोकाचार और हमारे हृदय में जगे हुए विचार हमारे जीवन में आकस्मिक परिवर्तन नहीं होने देते। *—प्रेमचंद***

शून्यता उत्पन्न होती है। कर्म शून्यता से ही आलस्य की उत्पत्ति होती है। यह आलस्य का ही परिणाम है कि व्यक्ति अपनी सारी योग्यताओं को भूल जाता है, अपनी शक्ति का उचित अनुमान नहीं लगा पाता, फलस्वरूप अपने भीतर उत्पन्न हो रही ऊर्जा का दुरुपयोग करता जाता है। ऐसा व्यक्ति इस विचार से ग्रसित रहता है कि परमात्मा ने उसे एक साधारण व्यक्ति की तरह जीवन बिताने के लिए ही यहां भेजा है। उन्नति का मार्ग उसके लिए भय का मार्ग बन जाता है। उसका आत्मविश्वास खो जाता है और वह प्रत्यक्ष रूप से हीनता की भावना से ग्रसित हो जाता है। ऐसे व्यक्ति ग्रह, भाग्य और भगवान को इसके लिए उत्तरदायी बनाते हैं। उनके भीतर की तमोगुणी प्रवृत्तियां उन्हें विवेक से हटाती रहती हैं। तमोगुणी प्रवृत्तियां उसे ऐसी वस्तुओं में आनंद दिलाने लगती हैं, जो उसके व्यक्तित्व के निर्माण में बाधक बन जाती हैं।

तमोगुणी प्रवृत्तियों से मुक्ति पाने की सरल युक्ति अपने को निष्क्रियता से निकालकर क्रियाशील बना देना है। प्रकृति को सूक्ष्मता से देखिए। शांति, जड़ता, देखने में एक जैसे ही लगते हैं। साधारण व्यक्ति इस सूक्ष्म अंतर को पकड़ने में असफल रह जाते हैं। जो क्रियाशील है, वह जड़ नहीं है, वह शांत भी नहीं है। जो शांत है, वह क्रियाशील नहीं है और जो जड़ है, वह भी क्रियाशील नहीं है। अति निम्न अथवा अति उच्च, दोनों ही स्थितियां देखने में लगभग एक जैसी लगती हैं, पर सच में एक जैसी नहीं होतीं। यदि प्रकाश के स्पंदन को देखें, तो आपको स्पष्ट लगेगा कि अत्यधिक प्रकाश में अथवा अति निम्न प्रकाश में व्यक्ति कुछ भी नहीं देख सकता है। ध्वनि के संबंध में भी यही है, मनुष्य न तो अति तीव्र ध्वनि को सुन सकता और न अति मंद को ही सुन सकता है। तात्पर्य यह है कि अति उच्च और अति निम्न अर्थात् चरम स्थिति प्रत्येक वस्तु की एक जैसी ही बन जाती है। इसके अंतर को समझना साधारण व्यक्ति के लिए थोड़ा कठिन है।

कुछ अज्ञानी व्यक्ति जड़ता को ही शांति समझ लेते हैं। शांति है व्यक्ति की चरम अवस्था, महानता। शांति मनुष्य की वह स्थिति है, जब वह समस्त आंतरिक शक्तियों का विकास कर लेता है। साधारण व्यक्ति का इस स्थिति में आना बड़ा कठिन है। शांति ही मुक्ति है। बाहर की मुक्ति और भीतर की मुक्ति। शत्रुओं से मुक्ति और मित्रों से मुक्ति। पूर्णतः मुक्त आत्मा ही इस स्थिति को प्राप्त कर सकती है। **मुक्ति का अर्थ है—पूर्ण स्वाधीनता। शुभ और अशुभ दोनों बंधनों से मुक्ति। शुभ और अशुभ दोनों तो एक बंधन हैं। एक है लोहे की जंजीर, तो दूसरा**

विचार का चिराग बुझ जाने से आचार अंधा हो जाता है।
—विनोबा भावे

है सोने की जंजीर। जब व्यक्ति दोनों बंधनों से मुक्त हो जाएगा, शारीरिक और मानसिक कर्मों को करते हुए भी उसकी आत्मा पूर्णतया बंधन मुक्त हो जाएगी, तभी वह शांति को प्राप्त कर सकता है।

इसके लिए पहले जड़ता का प्रतिकार करना होगा, उससे मुक्ति पानी होगी, फिर व्यक्ति स्वतः क्रियाशील बन जाएगा। क्रियाशीलता की अंतिम कड़ी ही महाशांति है, जिसे व्यक्ति क्रियाशीलता के उपरांत ही प्राप्त कर सकता है। जब तक वह अपनी मानसिक और शारीरिक दुर्बलताओं का प्रतिकार नहीं करेगा, वह शांति की स्थिति में नहीं आ सकता। प्रतिकार ही तो क्रियाशीलता है। जड़ता, क्रियाशीलता और महाशांति, ये सभी एक वृत्ताकार परिधि में घूमते रहते हैं। जब तक व्यक्ति जड़ता को तोड़कर उसका प्रतिकार कर क्रियाशीलता में प्रवेश नहीं करेगा, वह महाशांति में प्रवेश नहीं पा सकता।

महाशांति व्यक्ति के व्यक्तित्व के विकास की चरम स्थिति है। अपने मौलिक विचारों पर दृढ़ता, प्रेम, स्थिरता, क्षमा, करुणा, दया, गुणों से पूर्ण व्यक्ति ही उक्त स्थिति में पहुंच पाते हैं। यही तो सफलता का चरम शिखर है। यहां पहुंचने पर व्यक्ति निंदा और स्तुति से परे चला जाता है। इन दोनों में ही उसकी कोई रुचि और अरुचि नहीं रहती, फिर इनका ध्यान न कर वह सदा सत्कर्म में लीन रहता है। इसके लिए न कोई शत्रु है, न कोई मित्र। यही तो महाशांति की स्थिति है, जिसे मनुष्य ढूंढ़ता चला आ रहा है। जो लोग इस स्थिति तक पहुंच पाए हैं, उनकी ओर देखिए। उनमें और अन्य में अंतर इतना ही है कि एक ने ढूंढ़ने का प्रयास किया, ढूंढ़ा और पाया। ढूंढ़ना तब संभव है, जब व्यक्ति स्थिर न रहे। दूसरे ने ढूंढ़ने का प्रयास ही नहीं किया, प्रयास भी किया तो जड़ता को शांति समझ लिया और प्रकृति की इस माया से छला गया। उसे तो जड़ता और शांति में कुछ अंतर ही नहीं दीख पड़ा। दोनों व्यक्तियों में अंतर तो मात्र इतना ही है।

व्यक्ति जब तक अपने अंदर उत्पन्न होने वाली उस ऊर्जा की महान् शक्ति को नहीं जान पाएगा, उसे अपने आप पर, अपनी शक्ति पर कभी भरोसा नहीं होगा। वह सदैव अपने को एक साधारण व्यक्ति मानता रहेगा और उसी में संतोष का अनुभव करना सीख लेगा। उसकी उन्नति के सभी मार्ग बंद हो जाएंगे। वह जड़ता में ही लीन रहेगा। वह ईर्ष्या, द्वेष, संशय, द्वंद्व, प्रतिशोध आदि विकारों से घिरा रहेगा। अपने भीतर उत्पन्न होने वाले अच्छे विचारों को स्वीकार करने में उसके भीतर के ये विकार सदैव बाधक बनते रहेंगे और अंततः ये विकार ही व्यक्ति पर

वे व्यक्ति कभी अकेले नहीं होते जिनके साथ सुंदर विचार हैं।
–पी. सिड़की

हावी हो जाएंगे। अगर वह जड़ता की कड़ी को तोड़ ही नहीं पाएगा, अंधकार अथवा अज्ञान के घेरे से बाहर ही नहीं निकल पाएगा, तो क्रियाशील कैसे बन पाएगा? क्रियाशील बनने के लिए तो उसे जड़ता, आलस्य, निद्रा, प्रमाद, गप्प जैसे विकारों से निकलना ही होगा। अपने मूल विचारों में आमूल परिवर्तन करना होगा। अपने अंदर बैठी हीनता की भावना को निकालना होगा।

यदि आप अपने को साधारण व्यक्ति समझते हैं और सोचते हैं कि आपको ऐसी ही अवस्था में रहने के लिए परमात्मा ने इस धरती पर भेजा है, तो यह भ्रामक विचार आपके भीतर नकारात्मक ऊर्जा का सृजन करता है। यह ऊर्जा आपके समस्त विचारों को विपरीत दिशा में ढकेलने में सक्षम हो जाती है और आपकी सफलता बहुत दूर चली जाती है। आप अपने विचारों से ही बीमार होते हैं, वही आपको रोगी बनाता है। वही आपको असफल बनाता है। **भले-बुरे विचारों का विश्लेषण करते समय अपने से कपट न कीजिए।** अधिकतर लोग कपट की शुरुआत स्वयं से ही करते हैं। यह दुर्भाग्यपूर्ण है। अपनी भूलों को स्वीकार नहीं करना, अपने अनुचित निर्णयों के लिए दूसरों को उत्तरदायी बनाना तो स्वयं से कपट करना ही हुआ। ऐसे विचार सदैव व्यक्ति के व्यक्तित्व के विकास में प्रतिकूल प्रभाव डालते हैं। ऐसे विचारों से बचिए। जब आपका व्यक्तित्व ही भली-भांति विकसित नहीं होगा, तो सफलता की दौड़ में आप आगे कैसे निकल पाएंगे?

निष्कपट भाव से अपने विचारों का वर्गीकरण कीजिए। बुरे विचारों से बचने का प्रयास कीजिए और अच्छे विचारों पर योजनाबद्ध तरीके से कार्य कीजिए। यदि आपके विचार अच्छे होंगे और आपका व्यक्तित्व भली-भांति विकसित रहेगा, तो आपके भीतर स्वतः ऐसी ऊर्जा उत्पन्न हो जाएगी, जिससे उस विचार को कार्य रूप में परिणत करने में महान् सहयोग मिल जाएगा। इस ऊर्जा का दुरुपयोग ही व्यक्ति के ह्रास का कारण होता है। इसे संचित रखिए, इसका अनावश्यक व्यय न कीजिए। ठीक इसके विपरीत बुरे विचारों से एक दूसरी प्रकार की ऊर्जा उत्पन्न होती है, जिसका कार्य ही व्यक्ति के व्यक्तित्व का ह्रास करना है। इससे बचने का सहज उपाय यह है कि व्यक्ति अपने बुरे विचारों पर कोई अमल ही न करे, विचारों के भले-बुरे की पहचान पूर्ण सावधानी और निष्कपट भाव से करे। विवेकपूर्ण निर्णय ले, अपनी आत्मा की आवाज को सुने और उसके अनुकूल चलने की चेष्टा करे।

दूसरों का सम्मान करो, तो लोग तुम्हारा भी सम्मान करेंगे।
–कन्फ्यूशियस

सम्मान दीजिए, सम्मान पाइए

व्यक्ति की सफलता मात्र उसके द्वारा किए गए श्रम, एकाग्रता, धैर्य, आदि पर ही निर्भर नहीं करती, वह इस पर भी निर्भर करती है कि व्यक्ति में व्यावहारिक ज्ञान कितना है। व्यावहारिक ज्ञान अर्थात् एक-दूसरे के साथ व्यवहार करने की विधि, उसका आचार-विचार, कार्य, आदि। आज के समय में आप व्यवसाय भले ही कुछ भी करें, मगर जहां आगे बढ़ने की बात आती है, तो दूसरों के सहयोग की आवश्यकता पड़ती है। आप दुकानदार, वकील, बीमा एजेंट, मिल मालिक, सरकारी कर्मचारी अथवा किसी भी पेशे से संबंधित हों, आपकी सफलता दूसरों के सहयोग पर बहुत अधिक निर्भर करती है।

एक दुकानदार को एक सफल दुकानदार बनने के लिए अपने ग्राहकों के सहयोग की आवश्यकता है, वहीं वकील को यह देखना है कि कैसे उसके मुवक्किल उसके पास अधिक-से-अधिक संख्या में आते रहें। एक बीमा एजेंट तो पूर्णतः दूसरों पर ही निर्भर है। जब तक दूसरे अपना बीमा कराना नहीं चाहेंगे, तब तक वह एक सफल बीमा एजेंट नहीं बन पाएगा। मिल मालिक, जिसके यहां सैकड़ों लोग, कार्य करते हैं, उसे तो पूर्णतः दूसरों से ही कार्य करवाना है। सरकारी कर्मचारी को प्रत्येक कार्य के लिए अपने अधीनस्थ कर्मचारियों पर निर्भर रहना पड़ता है और उच्चाधिकारियों की इच्छा पर ही उसकी योग्यता का आकलन होता है। दूसरे शब्दों में उसकी योग्यता का आकलन इस पर निर्भर करता है कि वह कितनी क्षमता से अपने अधीनस्थ कर्मचारियों से कार्य करा पाता है और साथ-ही-साथ अपने कार्यों से अपने उच्च अधिकारियों को कितना प्रसन्न रख पाता है। अन्य सभी व्यवसायों को भी सूक्ष्मता से देखने पर यह स्पष्ट हो जाएगा कि आज प्रत्येक व्यक्ति अपनी सफलता के लिए स्वयं कितना कार्य करता है, उससे कई गुना अधिक कार्य उसे दूसरे व्यक्तियों

हमें सबसे पहले आत्मसम्मान की रक्षा करनी चाहिए।
—प्रेमचंद

से अपने लिए करवाना पड़ता है। तात्पर्य यह हुआ कि व्यक्ति को समृद्धि, ख्याति, उन्नति और प्रतिष्ठा प्राप्त करने के लिए अपने श्रम के साथ ही दूसरों के सहयोग पर भी निर्भर रहना पड़ता है। दूसरों से काम निकाल लेना ही आज की सबसे बड़ी उपलब्धि मानी जाती है।

साधारणतः लोग सोचते हैं कि किसी दूसरे व्यक्ति से कार्य निकालने में असफल होने का कारण वह व्यक्ति ही है, पर सच्चाई इससे बिलकुल भिन्न है। किसी व्यक्ति विशेष से यदि आप कोई कार्य अपने अनुकूल नहीं करा पाते हैं, तो उसके लिए उस व्यक्ति को दोषी मत बनाइए। सोचिए, आपसे कहां भूल हुई है, आप कहां चूक गए हैं, आप अपनी किस गलती के कारण उस व्यक्ति की मनोदशा ऐसी नहीं बना पाए कि उसके भीतर आपके अनुकूल कार्य करने की इच्छा उत्पन्न नहीं हो सकी।

साधारणतः व्यक्ति अपनी भूल स्वीकार नहीं करता और यही उसकी अनेक छोटी-बड़ी असफलताओं का कारण बन जाता है। जब वह अपनी भूल स्वीकार ही नहीं करेगा, तब अपने चरित्र में परिवर्तन कैसे कर पाएगा? यह कोई आवश्यक नहीं है कि व्यक्ति सार्वजनिक रूप से अपनी भूल स्वीकार करे। यदि अपने हृदय से वह मात्र इतना ही स्वीकार कर ले कि उससे एक भूल हुई है, तो भविष्य में उसका निराकरण करना सरल हो जाता है। होता यह है कि जब हम किसी कार्य के लिए किसी दूसरे व्यक्ति के पास जाते हैं, तो हमें सोचना चाहिए कि हमारे कार्य का होना अथवा नहीं होना मात्र इसी व्यक्ति की इच्छा पर निर्भर करता है और वह व्यक्ति भी मनुष्य है, उसके भी अपने विचार हैं, उसमें स्वतंत्र रूप से सोचने की शक्ति है। हम उसे अपने अनुकूल प्रभावित करना चाहते हैं, पर जब वह व्यक्ति प्रभावित नहीं हो पाता है और वह हमारा कार्य नहीं करता है, तो हम उसे दुष्ट, अन्यायी, बेईमान आदि कहने लगते हैं। इस साधारण बात की ओर हमारा ध्यान नहीं जाता कि उस व्यक्ति से अपने मनोनुकूल कार्य नहीं करवा सकने का मूल कारण यह है कि वह व्यक्ति मुझसे अथवा मेरे कार्य से मेरी तरह ही प्रभावित नहीं हो सका। स्पष्ट शब्दों में हमने ऐसा नहीं सोचा कि यह हमारी भूल है कि हम अमुक व्यक्ति को अपनी दिशा में प्रभावित नहीं कर सके।

उस व्यक्ति के प्रभावित नहीं होने के अनेक कारण हो सकते हैं, उसी तरह व्यक्ति को प्रभावित करने के भी अनेक मार्ग हो सकते हैं। परंतु मार्गों पर चलना तब

जो जिसके गुणों को नहीं जानता, वह सदैव उसकी निंदा ही करता है। —अज्ञात

तक संभव नहीं है, जब तक आप इन्हें जानें नहीं। जानने के उपरांत भी आपको प्रयास और अभ्यास कर इन्हें धीरे-धीरे अपने चरित्र में उतारना पड़ेगा। आप देखेंगे कि इन मार्गों पर चलना कठिन नहीं है और यह मार्ग है दूसरे के गुणों को समझने तथा उन्हें जागृत कर उस व्यक्ति से घनिष्ठता बढ़ाने का।

सभी को महत्त्व दीजिए

व्यक्ति के भीतर महत्ता की भावना इतनी प्रबल रहती है कि उसी की तृप्ति के लिए वह अपने कारखाने, प्रतिष्ठान अथवा दुकान का नाम अपने अथवा अपने परिवार के अन्य किसी सदस्य के नाम पर रखता है। यहां तक कि भगवान के मंदिरों के नाम भी व्यक्ति अपनी महत्ता जताने के लिए अपने नाम पर रख लेता है। महत्ता की भावना पर चोट पहुंचाकर आप अपने एक शुभचिंतक से सदैव के लिए हाथ धो बैठते हैं। उसकी महत्ता की भावना की तृप्ति कीजिए। उसे भी ऐसा समझने दीजिए कि उसका भी सृष्टि में कुछ स्थान है। उसकी उस विशेषता की ओर ध्यान दीजिए, जिसकी तरफ आपने कभी नहीं देखा है।

आवेश तथा आवेग में आकर लोग भूल जाते हैं कि उन्हें जिन लोगों से काम कराना है, वे भी उन्हीं की भांति रक्त, मांस और मज्जा के बने मनुष्य हैं। उनके भीतर भी काम, क्रोध, लोभ, मद, ईर्ष्या, पक्षपात, द्वेष, अहंकार, आलस्य, अस्मिता और महत्ता की भावना उतनी ही बलवती है, जितनी अन्य किसी व्यक्ति में। न वे संन्यासी हैं, न तर्क शास्त्री, उन्हें भी कटु शब्दों से चोट लगती है और विशेषकर जब ऐसे शब्द, जो उनकी महत्ता पर आघात करें, उससे तो वे उसी प्रकार तिलमिला जाते हैं, जैसे हम और आप।

अपने को महत्त्वपूर्ण दिखाने की भावना, जिसे दूसरे शब्दों में महत्ता की भावना भी कहा जाता है, व्यक्ति में कूट-कूट कर भरी रहती है। इसी भावना से प्रेरित होकर हम जीवन में अनेक कार्य करते रहते हैं, जिनकी सच में हमें कोई आवश्यकता नहीं है। कोई सैकड़ों जोड़े जूते, तो कोई लाखों रुपये मूल्य के जेवर खरीद लेता है। लोग रंग-बिरंगी कीमती मोटर गाड़ियां, अत्यधिक कीमती टेलीविजन, विशाल भवन और अनेक ऐसी ही वस्तुओं को अनावश्यक होते हुए भी खरीद लेते हैं। यदि हम इस विषय पर गहन चिंतन करें, तो ऐसा लगेगा कि साधारणतः ऐसा कार्य व्यक्ति अपनी महत्ता का प्रभाव दूसरों पर डालने की भावना से ही करता

तुच्छ मनुष्यों को जीविका की हानि का, मध्यम श्रेणी के लोगों को जीवन की हानि का और श्रेष्ठ पुरुषों को मान-हानि का बड़ा भय रहता है। —*महाभारत*

है। उसकी महत्ता की भावना को उस समय तृप्ति नहीं मिलती है, जब तक कोई दूसरा व्यक्ति उसके द्वारा किए गए इन कार्यों की बड़ाई नहीं करे। व्यक्ति के लिए उसकी महत्ता की भूख पेट की भूख से कम महत्त्वपूर्ण नहीं है। यह मनुष्य की एक ऐसी कमजोरी है, जिसे वह आदि काल से ढोता आ रहा है। प्राचीन भारतीय विचारकों ने तो इस संदर्भ में अति महत्त्वपूर्ण मत व्यक्त किया है, जो इस प्रकार है–

भूमैव सुखम् नाल्पे सुखं अस्ति।

अर्थात् महान् अथवा अति विशालता में ही सुख है। अल्प, छोटा अथवा थोड़े में कोई सुख नहीं है।

यही वह विचार है, जो शताब्दियों से व्यक्ति को पकड़े चला आ रहा है। उसे सदैव अपने को दूसरों से बड़ा समझने में ही अधिक आनंद आता है। आपने अवश्य देखा होगा कि लोग अपने छोटे-छोटे बच्चों को मित्रों के समक्ष उनसे कविता अथवा गीत का पाठ कराकर अपनी महत्ता का आनन्द लेते हैं। कोई किसी प्रकार से, तो कोई किसी प्रकार से अपनी महत्ता को जीवित रखता है।

आलोचना और तर्क से बचिए

इसी प्रकार की दूसरी वस्तु है–तर्क। हम अनायास ही तर्क पर उतर आते हैं। जब बड़े-बड़े ज्ञानी, मनीषी और विद्वान व्यक्ति भी अपनी भूल स्वीकार नहीं करते, तो हम साधारण व्यक्तियों से उनकी भूल को स्वीकार करवाने लगते हैं। फिर अनावश्यक तर्क बढ़ता जाता है और वह परिणत हो जाता है कुतर्क में, पर निर्णय कुछ नहीं हो पाता। जीवन में तर्क और बहस करना एक महान् भूल है। जब हम अपनी भूलों को किसी भी परिस्थिति में कभी भी स्वीकार नहीं करते, तो दूसरों से ऐसी अपेक्षा रखना कितनी बड़ी भूल है। प्रत्येक कार्यालय में, कारखाने अथवा प्रतिष्ठान में, समय पर नहीं आने के कारण, अच्छा काम नहीं करने के कारण, अधिक काम नहीं करने के कारण, अनेक लोग तर्क और कुतर्क करते रहते हैं। परंतु इससे न तो उत्पादन ही बढ़ता है और न व्यक्ति में कार्य करने की क्षमता ही।

अतः इन दोनों अवगुणों से बचिए। किसी की महत्ता पर कुठाराघात मत कीजिए। वह कितने ही छोटे पद का व्यक्ति क्यों न हो, उसकी महत्ता को जीवित रहने दीजिए और दूसरे उसे अनायास तर्क में न घसीटिए। मनुष्य के कोमल हृदय में

> अच्छा सम्मान पाने का मार्ग यह है कि तुम जैसा समझे जाने की कामना करते हो, वैसा ही बनने का प्रयास करो। —सुकरात

यह कांटे-सी चुभन उत्पन्न करता है। उसके अहंकार और अस्मिता को इससे ठेस लगती है। व्यक्ति के शरीर का घाव भर जाता है, पर उसके मन की व्यथा, कटु शब्द जो उसकी आलोचना के रूप में कहे जाते हैं, उसे व्याकुल कर देते हैं। वह घाव मृत्यु पर्यंत नहीं भरता।

किसी की आलोचना करना भी एक महान् भूल है। इससे व्यक्ति के भीतर कोई सुधार नहीं आता। माता-पिता की आलोचना से ऊब कर कई युवक-युवतियां आत्महत्या कर लेते हैं। कुछ तो घर छोड़कर भी भाग जाते हैं। पतियों तथा पत्नियों की आलोचना के कारण कितनी पत्नियों और पतियों ने अपना जीवन ही समाप्त कर दिया है। ऐसे अनेक उदाहरण आपको आपके अगल-बगल स्वतः मिल जाएंगे।

अहंकार को मत कुरेदिए

जब दूसरों के साथ व्यवहार करने की बात उठती है, तो सर्वप्रथम उसे तर्कशास्त्री तथा संन्यासी नहीं समझना चाहिए। उसके भीतर छिपे हुए अहंकार को कुरेदना नहीं चाहिए, अन्यथा उसमें विस्फोट होने पर स्थिति भयावह हो सकती है। तालाब में मछलियां तभी पकड़ी जा सकती हैं, जब उसके भीतर पानी में हलचल न हो। बाहर से ईंट फेंककर जल में हलचल पैदा कर देने के उपरांत मछलियां नहीं पकड़ी जा सकतीं। यदि किसी को अपने अनुकूल बनाना है, तो व्यक्ति के भीतर छिपे अहंकार और महत्ता की भावना में हलचल उत्पन्न कीजिए।

संसार में कोई भी ऐसा व्यक्ति नहीं है, जिसमें उसकी अपनी कुछ विशेषता न हो, अपना कोई गुण न हो। उसके उस गुण को, उस विशेषता को ढूंढ़िए, पारखी बनिए, तर्क से हटिए। जब उसकी विशेषता आपको मिल जाए, तो उसे उजागर कर व्यक्ति की महत्ता की भूख को तृप्त कीजिए। कोई भी व्यक्ति कितना भी बड़ा महान् सफल अथवा ज्ञानी क्यों न हो, वह अपने सभी कार्यों को भले ही स्वयं कर ले, पर जब महत्ता की तृप्ति का प्रश्न आता है, वह इस तृप्ति को बिना किसी दूसरों की सहायता के नहीं प्राप्त कर सकता। ऐसा हो सकता है कि किसी व्यक्ति के पास कुछ ऐसी सामग्री हो, जो अद्वितीय हो। उसका घर संपूर्ण शहर में सबसे भव्य और सुंदर हो। उसने अनेक सुंदर वस्तुओं का संग्रह किया हो। अपने भव्य और सुंदर घर को देखकर, अपने द्वारा संकलित कला के उत्कृष्ट नमूनों को देखकर भी उसकी महत्ता की प्यास नहीं बुझ सकती। इसकी तृप्ति के लिए तो उसे दूसरे

तुलसी मीठे वचन ते, सुख उपजत चहुं ओर।
वशीकरण एक मंत्र है, तजि दे वचन कठोर॥

–गोस्वामी तुलसीदास

व्यक्ति की आवश्यकता पड़ती है। जब कोई दूसरा व्यक्ति उसके भव्य और सुंदर गृह की प्रशंसा करता है, उसके द्वारा संकलित उत्कृष्ट कलाकृतियों की सराहना करता है, तब जाकर उसके भीतर की महत्ता की भूख को तृप्ति मिलती है। साधारणतः कोई भी व्यक्ति उस व्यक्ति को अपना सबसे प्रिय पात्र समझता है, जिसके द्वारा उसके भीतर की महत्ता की भूख की तृप्ति होती है। यह एक मूल मंत्र है, जो कहीं भी और कभी भी असफल नहीं होता। यह एक ऐसा शस्त्र है, जिससे बड़े-बड़े मनीषी, विद्वान व योद्धा को परास्त किया जा सकता है। परंतु शस्त्रों की उपयोगिता मात्र उनकी क्षमता पर ही निर्भर नहीं करती। वह उस व्यक्ति पर भी निर्भर करती है, जो उन्हें प्रयोग में ला रहा है। इस शस्त्र का प्रयोग करना सीखिए। निष्कपट भाव से दूसरों के गुणों को देखिए, उनके दोषों से अपनी दृष्टि हटा लीजिए और उसके गुणों की प्रशंसा कीजिए।

कुछ लोग नकारात्मक विचारधाराओं से पीड़ित रहते हैं और सदैव दूसरों में दोष ढूंढ़ते रहते हैं। इससे उनके भीतर एक नकारात्मक ऊर्जा उत्पन्न होती रहती है। इससे बचिए। दूसरों के गुण देखिए। उसकी चर्चा कीजिए, इससे आपके शुभचिंतकों की संख्या बढ़ेगी। उनके गुणों को अपने चरित्र में उतारने का प्रयास कीजिए। तब आप अपने भीतर अनेक ऐसे गुणों को उत्पन्न कर सकते हैं, जिन्हें आपने दूसरों से सीखा है। आपके भीतर गुणों की संख्या बढ़ेगी। आपके व्यक्तित्व का विकास होगा, अन्य व्यक्ति आपसे अधिक प्रभावित होंगे, परिवार और समाज में आपकी प्रतिष्ठा बढ़ेगी, साथ ही व्यवसाय में उन्नति भी होगी अर्थात् आप सफलता के निकट पहुंचते जाएंगे।

प्रयास कीजिए, यह उतना कठिन नहीं है जितना लोग समझते हैं। गुण किसी व्यक्ति विशेष का नहीं होता, वह तो मात्र गुण है। जब आपने किसी व्यक्ति से कोई अच्छा गुण सीखा, तो वह गुण उस व्यक्ति का न होकर आपका बन जाएगा और उस गुण से अब आपको लाभ मिलने लगेगा। **आज से ही प्रारंभ कर दीजिए। पहले दूसरों में दोष मत देखिए, मात्र उसका गुण ही देखिए। फिर उन गुणों को अपने चरित्र में उतारने का प्रयास कीजिए। इसमें हानि कोई नहीं, लाभ ही लाभ है।**

हर इंसान प्रशंसा सुनना चाहता है।

–अब्राहम लिंकन

प्रिय बोलिए, मधुर बोलिए

भारत में ही नहीं, संपूर्ण विश्व में शताब्दियों से मनुष्य को यही बताया गया है कि सच बोलो। संस्कृत में एक सुभाषित है कि **'सत्यम् ब्रूयात् प्रियं ब्रूयात् नहि ब्रूयात् सत्यमप्रियम्'**। अर्थात् सच बोलो, प्रिय बोलो, अप्रिय सत्य न बोलो। यदि इस वाक्य को सूक्ष्मता से देखा जाए, तो स्पष्ट होगा कि जितना बल सत्य बोलने पर दिया गया, उससे कहीं अधिक बल प्रिय बोलने पर दिया गया है। स्पष्टतः कहा गया है कि सत्य भी यदि अप्रिय हो, तो मत बोलो। एक ओर तो कहा जाता है कि सत्य बोलो और दूसरी ओर वैसा सत्य बोलने के लिए भी मना किया जा रहा है, जो अप्रिय हो। अर्थात् सत्य बोलने से भी महान् है प्रिय बोलना। साधारणतः सामान्य व्यक्ति इस वाक्य के रहस्य को भूल जाते हैं और सत्य अथवा झूठ, कुछ भी बोलते समय इस बात का ध्यान ही नहीं रखते कि उनकी बोली सुनने वाले के लिए प्रिय होगी अथवा अप्रिय। भूलवश व्यक्ति अधिकाधिक अप्रिय वचन बोलता जाता है। उसका प्रभाव क्या होता है? आप क्या बोलते हैं? कैसे बोलते हैं? इन सब बातों का प्रभाव सबसे अधिक आपकी सफलता पर पड़ता है। आप जिन लोगों से बातचीत करते हैं, कुछ भी बोलते हैं, उनके मस्तिष्क में आपकी बातों को सुनकर आपके प्रति कुछ धारणाएं बनती हैं और उन्हीं धारणाओं के आधार पर वह व्यक्ति आपके गुण-दोष और आपके व्यक्तित्व का आकलन करता है। उसकी पसंदगी या नापसंदगी सभी कुछ उसकी इसी धारणा पर निर्भर करती है। मनुष्य जहां कुछ प्रिय वचनों को बोलकर अपने लिए एक शुभचिंतक बना सकता है, वहीं उसके अप्रिय और कटु वचन, उसके बने हुए कार्यों का सर्वनाश कर सकते हैं।

बड़े-से-बड़ा महात्मा भी अपनी प्रशंसा सुनकर फूल उठता है।
—प्रेमचंद

आप व्यवसाय से कुछ भी करते हों, पर ऐसा अवश्य अनुभव करते होंगे कि आज व्यक्ति के सम्मुख एक सबसे कठिन और जटिल समस्या है कि उसे अपने अनेक कार्यों को दूसरे व्यक्तियों से करवाना पड़ता है और उन व्यक्तियों द्वारा उन कार्यों को करने अथवा न करने का सीधा प्रभाव व्यक्ति की सफलता पर पड़ता है। आज की सबसे बड़ी समस्या है कि किसी कार्य को किसी दूसरे व्यक्ति से कैसे करवा लिया जाए। कुछ व्यक्ति समझते हैं कि उनके कहने, आग्रह करने और समझाने से ही दूसरा व्यक्ति उनका कार्य कर देगा। कुछ लोग ऐसा भी समझते हैं कि वे दूसरों को भयभीत कर उनसे अपना काम करवा सकते हैं। कुछ लोग दूसरों को कुछ धन अथवा सामग्री देकर भी कार्य निकालने की बात सोचते हैं, परंतु यदि आप इन सभी विषयों पर गहन चिंतन करें, तो आपको ऐसा लगेगा कि ऐसे सभी विचार मिथ्या और अनुचित हैं। सच्चाई इससे भिन्न है। किसी व्यक्ति से उस समय तक कोई कार्य करवा लेना असंभव है, जब तक वह व्यक्ति स्वयं उस कार्य को करना न चाहे।

कार्य करने के लिए करने वाले व्यक्ति की इच्छा ही सर्वाधिक महत्त्व रखती है। आप किसी की छाती पर पिस्तौल रखकर या उसे ढेर सारे रुपये देकर भी उसकी इच्छा के विपरीत उसे बलपूर्वक किसी भी कार्य को करने के लिए बाध्य तो कर सकते हैं, पर आपके ऐसे प्रयासों के उपरांत भी कोई व्यक्ति अपना कार्य कर ही दे, इसकी कोई निश्चितता नहीं है। भय, धन का लोभ अथवा कई अन्य प्रलोभनों के उपरांत भी कोई व्यक्ति अपनी इच्छा के विपरीत कोई कार्य नहीं करता। इसका अर्थ यह हुआ कि यदि हम किसी कार्य को किसी दूसरे व्यक्ति से करवाना चाहते हैं, तो सर्वप्रथम हमें ऐसी युक्ति लगानी होगी, जिससे वह व्यक्ति भी यह चाहे कि अमुक कार्य उसे करना चाहिए।

इस प्रसंग में संबंधित व्यक्ति से मिलना, उससे बातें करना, अपने पक्ष को सावधानी और चतुराई से प्रस्तुत करना जितना महत्त्व रखता है, उससे कम महत्त्व उस समय उस व्यक्ति की मनोस्थिति का नहीं रहता है, जिसको वह कार्य करना है। उसकी मनोस्थिति के अतिरिक्त आपके बारे में उस व्यक्ति की कैसी धारणा है, इन सब बातों को मिला-जुलाकर ही वह व्यक्ति अपने मस्तिष्क में यह निर्णय लेता है कि वह आपका कार्य करे अथवा न करे। आपके लाभ और हानि से उस व्यक्ति का साधारणतः कोई संबंध नहीं रहता। परंतु यदि आपके संबंध में उस व्यक्ति की धारणा पहले से ही आपके पक्ष में या विपक्ष में जैसी भी बनी हुई है, तो वह व्यक्ति

लोक-प्रशंसा प्रायः सभी को प्रिय होती है।
—प्रेमचंद

आपका शुभचिंतक है अथवा विरोधी है, तब ही वह उसी तरह आपके लाभ या हानि के संबंध में सोच सकता है। यदि आपने उसे शुभचिंतक बनाकर रखा है, तब वह अपनी कुछ हानि के उपरांत भी आपका कार्य कर देना चाहेगा और यदि उसके मस्तिष्क में आपके प्रति पूर्व से किसी प्रकार की कोई धारणा नहीं है, तब उसी समय आप द्वारा किए गए बरताव, वार्तालाप आदि के आधार पर वह आपके प्रति एक धारणा बनाएगा। अपनी मनःस्थिति और उस धारणा को मिलाकर वह एक निर्णय लेगा कि आप द्वारा आग्रह किए जा रहे कार्य को करे अथवा न करे।

साधारणतः व्यक्ति को वैसे ही लोगों से अधिक कार्य लेना होता है, जिनसे वे पूर्व से परिचित रहते हैं। उसके संबंध में उनके मस्तिष्क में एक धारणा बनी रहती है। बहुत कम मामलों में नए लोगों से कुछ कार्य कराने की स्थिति आती है। परिस्थिति जो भी हो, जब भी आप किसी दूसरे व्यक्ति से कुछ बोलते हैं, तो वह आपके संबंध में कुछ धारणा बनाता है। यही धारणा उस व्यक्ति को सबसे अधिक प्रभावित करती है कि वह आज अथवा भविष्य में भी आपके किसी कार्य को करे अथवा न करे।

अतः आपके शुभचिंतकों की संख्या जितनी अधिक होगी, आपके सफल होने की संभावनाएं उतनी अधिक बढ़ जाएंगी। शुभचिंतक बनाने में व्यक्ति का व्यवहार सर्वाधिक महत्त्व रखता है। व्यवहार अर्थात् आपका उस व्यक्ति के प्रति बरताव, जिसमें सबसे महत्त्वपूर्ण अंश आपके वार्तालाप का ही होता है। इसका अर्थ हुआ कि आपका इस व्यक्ति से कुछ बोलना ही सबसे अधिक महत्त्व रखता है और उसी के आधार पर उस व्यक्ति की धारणा बनती है।

उपरोक्त सुभाषित में बोलने के संबंध में ही निर्देश दिया गया है कि 'सत्य बोलो, प्रिय बोलो। अप्रिय सत्य न बोलो।' कुछ लोग ऐसा मानते हैं कि प्रिय बोलना अत्यधिक कठिन है, क्योंकि प्रत्येक व्यक्ति को एक ही वस्तु प्रिय नहीं लगती। वैसे लोग यह भी तर्क देते हैं कि यह कैसे पता लगाया जाएगा कि अमुक व्यक्ति को क्या प्रिय है और क्या अप्रिय है? ऐसे व्यक्तियों के संबंध में यही कहा जा सकता है कि उन्होंने मानवीय प्रवृत्तियों के संबंध में गहन चिंतन एवं अध्ययन नहीं किया है। जब तालाब से मछलियों को हम पकड़ना चाहते हैं, तो एक-एक मछली के मनपसंद स्वाद के अनुसार अपने कांटे में चारा नहीं लगाते। साधारणतः उसी चारे का प्रयोग किया जाता है, जिसे सभी मछलियां पसंद करती हैं। जब

हम प्रशंसा, आशा और स्नेह से जीते हैं।

–वड्र्सवर्थ

मनुष्य को पकड़ने अथवा फंसाने की बात उठती है, तो इसी युक्ति के अनुसार सोचना उचित होगा। जब उस युक्ति के अनुसार आप सोचेंगे, तो आपको सबसे पसंद की वस्तु शीघ्र मिल जाएगी और उसी को कांटे में लगाकर मछलियों की भांति आप अधिकाधिक मनुष्यों को भी अपना शुभचिंतक बना सकते हैं।

आप इस विषय पर चिंतन करें, तो आपको ऐसा लगेगा कि **प्रत्येक व्यक्ति को एक ही वस्तु प्रिय लगती है, वह है उसकी प्रशंसा और महत्ता का भाव।** किसी की प्रशंसा करने में व्यक्ति के दो मधुर वचनों के अतिरिक्त कुछ भी व्यय नहीं होता है। फिर भी अधिकांश व्यक्ति इसमें भी कंजूसी कर जाते हैं। उनकी इस कंजूसी का क्या प्रभाव दूसरे व्यक्ति तथा उन पर भी पड़ता है, इस संबंध में वे कभी नहीं सोचते हैं। किसी की प्रशंसा के दो मधुर शब्द दूसरे को आजीवन आपका शुभचिंतक बना सकते हैं।

प्रशंसा किसे प्रिय नहीं है, आप स्वयं अपने संबंध में ही सोच लीजिए। यदि आपकी कोई प्रशंसा करे, तो आपको कैसा लगेगा? अनेक व्यक्ति बातचीत के दौरान प्रत्यक्ष अथवा परोक्ष रूप में स्वयं अपनी ही प्रशंसा करते जाते हैं। सुनने वाला व्यक्ति भी अपनी प्रशंसा सुनने के लिए लालायित है। इस बात को जानते हुए भी उससे बातचीत करने वाला व्यक्ति उसे मन से प्यासा ही रहने को बाध्य कर देता है। व्यक्ति की अपनी प्रशंसा सुनने की प्यास जैसी की तैसी बनी रह जाती है। यह एक ऐसी स्वाभाविक प्रवृत्ति है, जिसकी पूर्ति दूसरे के द्वारा ही संभव है।

व्यक्ति के अधिकांश कार्यों का ध्येय प्रत्यक्ष अथवा परोक्ष रूप से अपनी महत्ता बढ़ाकर दूसरों के समक्ष प्रस्तुत करना होता है। उसकी आंतरिक इच्छा रहती है कि उसकी महत्ता की ओर, उसके गुणों की ओर दूसरों का ध्यान जाए। जब कोई दूसरा व्यक्ति उसकी महत्ता और गुणों को स्वीकार कर उसके समक्ष उनको उजागर करता है, तभी उस व्यक्ति के मन के भीतर की उस तृष्णा को तृप्ति मिलती है, जिसके लिए उसने उस कार्य को किया है और वह अपने में संतुष्ट हो जाता है। सामने वाले व्यक्ति से अपनी प्रशंसा सुनकर उस व्यक्ति के प्रति भी उसकी धारणा मधुर और प्रिय बन जाती है और उसको मुफ्त में एक शुभचिंतक मिल जाता है। अतः निष्कपट भाव से प्रशंसा करने का अभ्यास कीजिए। इसमें आपका कुछ भी व्यय नहीं होता है, बदले में आपको सफलता का सूत्र मिलता है।

ऐसी वाणी बोलिए, मन का आपा खोय।
औरन को शीतल करै, आपहु शीतल होय।। —कबीर

अधिकांश व्यक्ति इस सूत्र का प्रयोग ही नहीं करते हैं। उनका अपना अहंकार उनके पथ में बाधक बन जाता है। वह मात्र व्यक्ति की नासमझी है कि वह ऐसा सोचता है कि किसी की प्रशंसा करने से वह उसे अपने से ऊंचा उठा रहा है और वह अपने को उससे नीचा। आप किसी व्यक्ति के घर जाते हैं, उसके उद्यान में खिले गुलाब के सुंदर पुष्पों की ओर आपका मन हठात् आकर्षित हो जाता है। भला सोचिए तो, यदि उस व्यक्ति से आपने उसके उद्यान के पुष्पों की प्रशंसा की, तो आप कहां उसे अपने से ऊंचा उठा रहे हैं और अपने को नीचे गिरा रहे हैं। मात्र उसके पुष्पों की प्रशंसा से ही उस व्यक्ति के अंदर की प्रशंसा की तृष्णा की तृप्ति मिल गई, आपका तो कुछ नहीं गया। अपनी अस्मिता और महत्ता को बिना ठेस पहुंचाए हुए भी आप दूसरों की प्रशंसा कर उनका मन जीत सकते हैं। बस आवश्यकता है आपके प्रयास और अभ्यास की।

व्यक्ति के चरित्र, व्यवहार, व्यक्तित्व आदि में अनेक ऐसी वस्तुएं मिल जाएंगी, जो सच में प्रशंसनीय हैं। उन्हें ढूंढ़ निकालना ही प्रशंसक की प्रथम आवश्यकता है। जब तक आप किसी व्यक्ति के पास उपलब्ध वस्तुओं में से प्रशंसनीय वस्तु को ढूंढ़ नहीं निकालते हैं, उस व्यक्ति की प्रशंसा भला कैसे कर सकते हैं? व्यक्ति की प्रशंसा का अर्थ होता है–उसके गुणों की प्रंशसा, उसके पास उपलब्ध वस्तुओं की प्रशंसा आदि-आदि। एक प्रशंसक व्यक्ति दूसरे व्यक्ति के अवगुणों की ओर अपना ध्यान बहुत कम ले जाता है। अभ्यास करते-करते प्रशंसक के भीतर दूसरों में गुणों को देखने-ढूंढ़ने की प्रवृत्ति जागृत हो जाती है। प्रत्येक धर्म और दर्शन में मनुष्य को ऐसा बताया गया है कि वह दूसरों के अवगुणों की ओर ध्यान न दे, मात्र उनके गुणों की ओर ही देखे, उन्हें ग्रहण करने की चेष्टा करे। दूसरों के गुणों की ओर देखने से व्यक्ति में मानवीय गुणों की बढ़ोतरी होती है, उसका चरित्र विकसित होता है, उसके अवगुणों का नाश होता है, आदि-आदि। इस छोटे-से कार्य से मनुष्य को अनेक उपलब्धियां प्राप्त होती हैं, फिर भी हममें से अधिकांश व्यक्ति दूसरों की प्रशंसा करने में कंजूसी कर जाते हैं और अपना कार्य स्वयं बिगाड़ लेते हैं।

कुछ लोग अज्ञानतावश प्रशंसा को चापलूसी समझ लेते हैं। वे स्वयं तो दूसरों की प्रशंसा नहीं करते और जो लोग दूसरों की प्रशंसा करते हैं, उन्हें चापलूस कहते हैं। प्रशंसा और चापलूसी दोनों पूर्णतः भिन्न हैं। प्रशंसा उस वस्तु की होती है अथवा की जाती है, जो प्रशंसनीय है। प्रशंसा करने का उद्देश्य व्यक्ति से कुछ प्राप्त करना

मधुर वचन बोलो सदा, करो न मन अभिमान।
क्षमा दया भूलो नहीं, जो चाहो कल्यान॥ *–अज्ञात*

नहीं होता, वह तो उस व्यक्ति की छोटी-मोटी सफलताओं को उजागर करता है और प्रशंसा करने वाले व्यक्ति के भीतर अच्छी आदत उत्पन्न करता है। उस व्यक्ति के भीतर एक अदृश्य ऊर्जा की उत्पत्ति करता है, जिससे उसे आनंद की अनुभूति होती है। प्रत्येक व्यक्ति के भीतर कुछ-न-कुछ प्रशंसनीय बात अवश्य है, अतः सभी की प्रशंसा की जा सकती है। सभी पर उसका एक-सा प्रभाव पड़ता है। क्या आपने अपने घर में झाड़ू देने वाले नौकर की प्रशंसा कभी की है? आपने इसकी आवश्यकता ही नहीं समझी होगी, यह प्रश्न ही आपको बेतुका लग रहा होगा। उसके कार्यों से असंतुष्ट होकर आप प्रतिदिन उस पर बिगड़ते तो अवश्य होंगे, क्रोधित भी होते होंगे। परंतु जिस दिन वह आपकी अपेक्षा से अधिक अच्छा कार्य करता है, उस दिन भी तो आपने उसकी प्रशंसा नहीं की। एक बार प्रशंसा करके तो देखिए। उससे उसके मन में ऐसी ऊर्जा की उत्पत्ति होगी, जो उसे अपने कार्य को और अच्छे तरीके से करने को प्रेरित करेगी।

अधिकतर व्यक्ति ऐसा समझते हैं कि मात्र अपने से बड़े लोगों की ही प्रशंसा करनी चाहिए। वे जिस कार्यालय में कार्य करते हैं, अपने से ऊपर के अधिकारियों की प्रशंसा तो वे करते ही रहते हैं। उनके कार्यालय में ऐसे कुछ लोग अवश्य मिल जाएंगे, जो उच्च अधिकारियों के अधिक निकट रहते हैं, वे उनकी प्रशंसा भी करते हैं। उनमें से अधिकांश को उनके सहयोगी ईर्ष्या की दृष्टि से देखते हैं और उन्हें चापलूस कहते हैं। मैंने तो अपने जीवन में लोगों की प्रशंसा करने का अद्भुत परिणाम देखा है। कई कार्यालयों में मैंने देखा है कि जब कोई टाइपिस्ट कुछ अशुद्ध टाइप कर देता है, तो उसके उच्च अधिकारी उस पर खिन्न और क्रोधित हो जाते हैं। शायद ही कोई ऐसा व्यक्ति होता है, जिसने अपने अधीनस्थ टाइपिस्ट की कभी प्रशंसा की हो। ऐसा तो हो ही नहीं सकता कि कोई व्यक्ति कभी भी कोई प्रशंसनीय कार्य न करे। परंतु अधिकांश उच्च अधिकारी अपने अधीनस्थ कर्मचारियों द्वारा किए गए अच्छे टाइप, लिखे गए अच्छे पत्रों तथा अन्य प्रशंसनीय कार्यों के लिए उनकी प्रशंसा कभी भी नहीं करते। विशेषकर सरकारी कार्यालयों में तो ऐसी पद्धति ही नहीं है।

प्रशंसा करने से कार्य के स्तर में अत्यधिक सुधार होता है और किसी की प्रशंसा नहीं करने से उसके भीतर कार्य को और अच्छे रूप से करने की इच्छा ही समाप्त

यदि तुम्हारे अंदर सहानुभूति नहीं है, तो तुम चाहे संसार के सबसे बड़े बुद्धिवादी ही क्यों न हो, तुम कुछ भी नहीं बन सकोगे।
—विवेकानंद

हो जाती है। दुकानों में कार्यरत सेल्समैनों की भी यदा-कदा अपने मालिकों द्वारा प्रशंसनीय कार्यों पर प्रशंसा नहीं किए जाने से तथा अनावश्यक रूप से उनकी भूलों पर उन्हें उपेक्षित करते रहने से उनकी कार्य-प्रणाली में उन्नति नहीं हो पाती। फैक्टरी, दुकान, कार्यालय तथा अन्य प्रतिष्ठानों में जहां भी आप कार्य करते हैं, आप अपने अधीनस्थ कर्मचारियों की उनके प्रशंसनीय कार्यों के लिए प्रशंसा अवश्य करें। इससे आप उनसे बिना व्यय के अधिक और अच्छा कार्य लेने में सफल हो पाएंगे। अपने उच्च अधिकारियों की प्रशंसा से जहां आप कृपा के पात्र बन सकते हैं, वहीं अधीनस्थ कर्मचारियों की प्रशंसा से आप उनका मन जीत सकते हैं।

प्रशंसा से एक उत्पादक ऊर्जा की उत्पत्ति होती है। जब ऐसी वस्तु की प्रशंसा की जाने लगती है, जो सच में प्रशंसनीय नहीं है, तो वह एक अनुत्पादक ऊर्जा की उत्पत्ति करती है। इसे ही चापलूसी कहते हैं। प्रशंसा सभी को प्रिय है, इसके विपरीत चापलूसी से लोग दूर रहना चाहते हैं। समाज में चापलूस को हेय दृष्टि से देखा जाता है। इसके साथ-साथ जिस व्यक्ति की चापलूसी की जाती है, वह व्यक्ति भी मात्र कुछ ही दिनों में चापलूसी और प्रशंसा के अंतर को समझ जाता है और चापलूसी करने वाले व्यक्ति से बचकर रहना चाहता है। कुछ ऐसे लोग भी हैं, जो चापलूस और प्रशंसक में सहजता से अंतर नहीं निकाल पाते और चापलूसों को ही अपना समझ बैठते हैं।

एक चापलूस और प्रशंसक को बड़ी सरलता से पहचाना जा सकता है। चतुर और विवेकी जन जहां किसी की चापलूसी नहीं करते, वहीं वे अपनी चापलूसी भी पसंद नहीं करते। चापलूस व्यक्ति आपको समस्याओं के जाल में फंसा सकता है। ऐसी अनेक कहानियां प्राचीन साहित्य में उपलब्ध हैं कि चापलूसों की बातों पर विश्वास करके कई बड़े वीर योद्धा, राजा और विशिष्ट व्यक्तियों ने अपना सर्वनाश कर डाला। ऐसे दृष्टांत हैं कि राजाओं और विशिष्ट व्यक्तियों ने चापलूसों को अपने दरबार और गोष्ठी से निष्कासित किया। प्राचीन काल में ही नहीं आज भी बड़े-बड़े नेता, मंत्री, पदाधिकारी और उच्च व्यापारी वर्ग के लोग जब कभी भी चापलूसों के जाल में फंस जाते हैं, तो उनका अनिष्ट ही होता है। व्यक्ति अपने विवेक का थोड़ा प्रयोग कर एक प्रशंसक और चापलूस में अंतर का पता लगा सकता है।

कौन किसी के साथ निस्स्वार्थ सलूक करता है? भिक्षा तक तो लोग स्वार्थ के लिए ही देते हैं। —प्रेमचंद

अपनी प्रशंसा सुनने के साथ-साथ व्यक्ति को मधुर और विनम्र शब्द भी अत्यधिक रोचक और मनग्राही लगते हैं। आप शब्दों के माध्यम से ही अपने विचारों को व्यक्त करते हैं। शब्द ही विचार के प्रतीक हैं। बातचीत में उत्तेजक, कड़वे और आक्रामक शब्दों का प्रयोग करना कभी भी आपके पक्ष में नहीं जाएगा। जब आप किसी से कुछ अपेक्षा करते हैं, यदि आप मात्र यही चाहते हैं कि आप जो कुछ कह रहे हैं, उसे सामने वाला व्यक्ति सुन ले, तब भी आपको विनम्र और मधुर ही बोलना चाहिए। वाणी की मधुरता और विनम्रता सुनने वालों को अत्यधिक प्रभावित करती है। उत्तेजक और आक्रामक शब्दों से दूसरों के मन में क्रोध और क्षोभ उत्पन्न होता है। सुनने वाले व्यक्ति के मन में भी उत्तेजना की उत्पत्ति होती है, जो उसके उचित निर्णय लेने में बाधक बन जाती है। ऐसे अधिकांश मामलों में व्यक्ति लाभ के बदले हानि ही पाता है। प्रशंसा की भांति आपके मधुर और विनम्र शब्द भी आपके लिए शुभचिंतकों की संख्या बढ़ा सकते हैं। यदि आप किसी व्यक्ति के मनोनुकूल नहीं भी बोल रहे हैं, फिर भी यदि आपकी वाणी मधुर है, तो उस व्यक्ति के आपके विपरीत होने की संभावनाएं अति क्षीण हो जाती हैं।

मधुर और विनम्र वाणी दूसरों के हृदय में उठते हुए क्रोध, घृणा और तिरस्कार के उफान को उसी प्रकार शांत कर देती है, जैसे गर्म दूध के उठते हुए उफान को शीतल जल। आप जब भी कुछ बोलने के संबंध में सोचें, तो जो कुछ आप कहना चाहते हैं, उस पर एक बार अवश्य विचार कीजिए कि इसी बात को कैसे और अधिक मधुर बनाया जा सकता है और इसके बाद ही बोलिए। कार्यालय हो अथवा दुकान, घर हो अथवा बाहर, बोलते समय इस बात की ओर ध्यान न दें कि आप किससे बोल रहे हैं, अपने अधीनस्थ कर्मचारियों से अथवा घर के नौकरों से, पति, पत्नी अथवा बच्चों से, अपने उच्च अधिकारियों से, दुकानदार अथवा ग्राहकों से। ध्यान देने योग्य बात यह है कि आपकी वाणी में मधुरता है या नहीं, विनम्रतापूर्वक बोल रहे हैं अथवा नहीं।

कुछ लोग अपने उच्च अधिकारियों से और ग्राहकों से तो मधुर एवं विनम्र होकर बोलने का प्रयास करते हैं, परंतु अपने घर में तथा कार्यालय में अधीनस्थ कर्मचारियों से बोलते समय जानबूझ कर अपनी भाव-भंगिमा तथा शब्दों को अधिक कटु तथा कठोर बना लेते हैं। बार-बार ऐसा करना धीरे-धीरे उनका स्वभाव बन जाता है और बाहरी व्यक्तियों से भी वे इसी मुद्रा में अधिक बातचीत करने लगते हैं। परिणामस्वरूप

लोगों की समझ-शक्ति के मुताबिक आदेश दो।

—हदीस

उनके शुभचिंतकों की संख्या तो कम हो ही जाती है, साथ-ही-साथ अन्य व्यक्तियों की भावना भी उनके प्रति अच्छी नहीं रह पाती है। ऐसे व्यक्ति जो जानबूझ कर क्रोधित भाव-भंगिमा में रहते हैं, उनकी मुखाकृति से ही अन्य व्यक्तियों को विकर्षण होने लगता है। इसी भूल के कारण पति-पत्नी, पिता-पुत्र, अधिकारी-कर्मचारी, मालिक-नौकर तथा अन्य कई वर्गों में सदैव छोटे-बड़े कलह और झगड़े होते रहते हैं। धीरे-धीरे यही झगड़ा स्थायी बन जाता है और तब व्यक्ति का जीवन दुःखमय बन जाता है। बात इतनी बिगड़ गई होती है कि उसको सुधारना असंभव बन जाता है।

मधुर व विनम्र बोलना और क्रोध रहित मृदु मुस्कान दूसरों को सदैव अपनी ओर आकर्षित करती है। इसका सीधा प्रभाव व्यक्ति के घरेलू, व्यावसायिक तथा सामाजिक जीवन पर पड़ता है। इन सब से भी बड़ी बात यह है कि जब आप क्रोध और कटुता का नाटक नहीं करते, तब आपका मस्तिष्क संतुलित तथा तनाव रहित रहता है। मात्र ऐसी स्थिति में ही आप किसी प्रश्न के संबंध में उचित निर्णय ले सकते हैं। निर्णय तो व्यक्ति को जीवन में प्रतिदिन व प्रतिक्षण लेना ही पड़ता है। यदि निर्णय महत्त्वपूर्ण है, तो सफलता और असफलता में उसका योगदान भी महत्त्वपूर्ण होता है।

क्रोध को दूसरे शब्दों में अस्थायी पागलपन भी कहा जा सकता है। इससे अनेक व्याधियों की उत्पत्ति होती है। तनावपूर्ण जीवन के कारण ही आज अधिकतर व्यक्ति मानसिक रोगों एवं रक्तचाप, मधुमेह, पक्षाघात, अलसर, हृदय रोग आदि से ग्रसित रहते हैं। विनम्रता और मधुरता जीवन में तनावमुक्त करने हेतु भी एक सरल औषधि है। इसका प्रदर्शन व्यक्ति भाव-भंगिमा के अतिरिक्त अपनी वाणी द्वारा कर सकता है। यह कोई कठिन कार्य नहीं है। प्रयास करके इसे सरलता से अपनाया जा सकता है। आज से ही प्रयास आरंभ कीजिए। प्रतिदिन कम-से-कम इसके लिए कुछ समय निर्धारित कर दीजिए। घंटा-आधा घंटा ही सही, घर में, परिवार में, कार्यालय, आदि जहां भी आप रहें, कम-से-कम उक्त अवधि में विनम्र और मधुर वाणी बोलिए, प्रशंसा कीजिए, तनाव रहित और प्रसन्नचित रहिए। धीरे-धीरे आप स्वयं अवधि बढ़ाते जाएंगे और तब अनुभव करने लगेंगे कि यह विधि उतनी अधिक कठिन नहीं है, जितनी आप समझ रहे थे। ऐसा करने से आपके शुभचिंतकों की संख्या निश्चित ही बढ़ जाएगी, कलह रहित पारिवारिक जीवन की ओर आप अग्रसर होंगे।

> मीठी जबान, प्रेम और खुशी से तू हाथी को एक बाल से खींच सकता है।
> –शेख सादी

आप अपने बच्चों को अधिक प्यार दे पाएंगे। स्वयं दूसरों के लिए एक अच्छा उदाहरण बन जाएंगे।

दूसरों से बात करते समय अधिकांश व्यक्ति यह भूल जाते हैं कि कोई दूसरा व्यक्ति उनकी समस्याओं में कोई अभिरुचि नहीं रखता। प्रत्येक व्यक्ति अपने लाभ-हानि से संबंधित बातों पर ही अधिक ध्यान देता है। वह दूसरों की लाभ-हानि की बातों को सुन लेता है, परंतु उसका ध्यान सदैव अपने लाभ-हानि की ओर ही केंद्रित रहता है। यह एक बड़ी भूल है कि व्यक्ति दूसरों को अपनी लाभ-हानि की ओर आकर्षित करना चाहता है। यदि दूसरों से वार्तालाप करते समय उन्हीं की लाभ-हानि के संबंध में बात की जाए, तो वे इस ओर सहज ही आकर्षित हो जाएंगे। साथ-ही-साथ यदि उन्हें आपका प्रस्ताव लाभप्रद लगा, तो उसे स्वीकार भी कर लेंगे। हमारे दैनिक जीवन में अनेक घटनाएं इस प्रकार की घटित होती रहती हैं। जब हम किसी अन्य व्यक्ति से कुछ ऐसा कार्य करवाना चाहते हैं, जो सहज में वह व्यक्ति करने को तैयार नहीं है, अनेक तर्कों और आग्रहों के उपरांत भी कभी-कभी हम कुछ कार्य करवाने में असफल रह जाते हैं। ऐसी परिस्थिति में यदि इस सूत्र का प्रयोग किया जाए, तो सकारात्मक परिणाम मिल सकते हैं।

अपने लाभ और हानि की बात कहकर किसी व्यक्ति से सहानुभूति के दो शब्द प्राप्त किए जा सकते हैं। कुछेक व्यक्ति, जिनकी धारणा पहले से ही आपके पक्ष में बनी हुई है, आपकी कुछ सहायता भी कर सकते हैं, परंतु ऐसे मामले बहुत ही कम होते हैं। यह मनुष्य का स्वभाव है कि वह अपने लाभ और हानि की तरफ ही अधिक आकर्षित होता है। जब हम किसी से भी कुछ कार्य करवाने की दृष्टि से कुछ कहते हैं, तो मधुरता, विनम्रता और उसकी प्रशंसा के अतिरिक्त उसके लाभ और हानि को भी प्रत्यक्ष अथवा परोक्ष रूप से प्रदर्शित करने का अथवा बताने का प्रयत्न करना चाहिए, जिसमें वह व्यक्ति यह जान जाए कि ऐसा करने में उसका भी कुछ लाभ है। ऐसी दशा में उस व्यक्ति द्वारा आपके कार्य को कर देने की संभावना अत्यधिक बढ़ जाती है।

कुछ व्यक्ति सोचते हैं कि उनके लाभ-हानि से दूसरे लोग भी संबंधित रहें। परंतु जब वे ऐसा नहीं पाते हैं, तब वे दूसरे व्यक्ति के विरुद्ध अनेक आरोप लगाने लगते हैं। सामान्यतः ऐसी घटनाएं प्रत्येक व्यक्ति के जीवन में बराबर घटित होती रहती हैं। आपको कोई आवश्यक सूचना अपने उच्च अधिकारी अथवा मुख्यालय

मौन सर्वोत्तम भाषण है, अगर बोलना ही हो, तो कम-से-कम बोलो।
—महात्मा गांधी

में भेजनी हो लेकिन सूचना आपके कार्यालय में इसलिए तैयार न हो सकी, क्योंकि आपका अधीनस्थ कर्मचारी उस दिन अपने आवश्यक कार्यों के कारण कार्यालय आया ही नहीं। दूसरे दिन जब वह व्यक्ति कार्यालय आया, तो आप तो चिंतित हैं कि मुख्यालय अथवा उच्च अधिकारियों द्वारा आपके विरुद्ध कहीं कोई कार्रवाई न हो जाए। यदि आप ऐसा सोचते हैं कि वह व्यक्ति भी आपकी चिंता से चिंतित रहे, तो यह संभव नहीं है। क्योंकि वह व्यक्ति आपकी इस समस्या से संबद्ध नहीं है। उसे तो अपना एक साधारण कार्य आपकी इतनी बड़ी समस्या से महत्त्वपूर्ण लगता है और अंत तक आपको यही समझाने का प्रयास करेगा कि उसका कल अनुपस्थित रहना अनुचित नहीं था। कार्यालय, व्यवसाय और दुकान के अतिरिक्त व्यक्ति के पारिवारिक जीवन में भी सदैव इस सूत्र की महत्ता बनी रहती है।

बात उस समय की है, जब हमारे घर कुछ ही दिन पूर्व टेलीविजन आया था। अभी तो शहर में कुछेक लोगों ने ही टेलीविजन खरीदा था। देहाती क्षेत्रों के लिए यह आश्चर्य की वस्तु थी। उन्हीं दिनों हमारे एक संबंधी, जो आर्थिक रूप से अधिक समृद्ध और सुदृढ़ हैं, अपने परिवार सहित देहात से पत्नी की चिकित्सा हेतु आए हुए थे। उनके साथ अठारह वर्ष की एक पुत्री और पांच वर्ष का एक लड़का भी आया था, जो अत्यधिक नटखट था। आते ही उसे मेरे घर में कई छोटी-मोटी वस्तुएं दीख पड़ीं और उसने उन वस्तुओं से छेड़-छाड़ शुरू कर दी। एक फोटो का शीशा तोड़ डाला, टेलीफोन को पटक दिया। जब मैं घर लौटा, तो देखा, सामान फर्श पर बिखरे पड़े हैं। मुझे बताया गया कि इस नटखट बालक ने परेशान कर रखा है। भोजनोपरांत उस दिन दूरदर्शन पर कोई फिल्म दिखाई जानी थी। जब खा-पीकर सभी लोग टी.वी. के समीप बैठ गए, तो उस बालक ने पुनः अपनी कार्रवाई शुरू कर दी। इस बार उसका लक्ष्य हमारा टेलीविजन था। मेरी पत्नी और बच्चों ने समझ लिया कि आज टेलीविजन टूट कर ही रहेगा। वह बालक बार-बार उसके पास चला जाता और उसके स्विच को इधर-उधर घुमा देता। कभी-कभी उसके शीशे को भी दोनों हाथों से छू देता। मैं सोचने लगा, यदि इस बालक के माता-पिता से उसको पकड़ने को कहा जाए, तो वे ऐसा अनुभव करने लगेंगे कि शायद मैं उसे टेलीविजन से दूर रखना चाहता हूं। वे और भी कुछ ऐसी बातें सोच सकते थे जो प्रायः देहाती परिवारों में सोचा जाता है कि उनके पास टेलीविजन नहीं है इसीलिए मैं उनके लड़के को टेलीविजन से दूर रखना चाहता हूं। मेरी पत्नी ने इन सब बातों को सोचकर उस बालक की मां की ओर देखकर कहा, "इसे पकड़

जीवन स्वाधीनता का नाम है, गुलामी तो मौत है।
— प्रेमचंद

लीजिए, बड़ा नटखट है।" उस दंपती पर उसका कोई प्रभाव नहीं पड़ा। *वह बालक पूर्ववत् ही उछल-कूद मचाता रहा। मैंने बड़ी नम्रता से उसके पिता की ओर देखते हुए कहा, "इस बालक को पकड़ लीजिए, बार-बार टेलीविजन के नजदीक जा रहा है, टेलीविजन को इतना समीप से देखने से आंखें खराब होती हैं, इसका आंखों पर बहुत बुरा असर होता है।" तब उनको भी याद आया कि उन्होंने भी ऐसा ही कहीं पत्र-पत्रिकाओं में पढ़ा है। अब वे बालक की आंखों पर पड़ने वाले प्रभाव की तरफ सोचने लगे। उसकी आंखों की चिंता ने उसके पिता को इतना प्रभावित कर दिया कि पूरी फिल्म के अंतराल तक उन्होंने उसे एक बार भी नहीं छोड़ा। फिल्म समाप्त होते ही टी.वी. बंद कर हम सभी उस कमरे से बाहर निकल आए और मैंने संतोष की सांस ली कि टी.वी. बच गया।*

यह घटना और बात बहुत छोटी है, परंतु ऐसी घटनाएं सभी परिवारों में घटित होती रहती हैं। कभी कोई दूसरा बालक खिलौने तोड़ देता है, खिड़कियों के शीशे फोड़ देता है, आदि। आप इतने विवश हो जाते हैं कि कभी-कभी चाहते हुए भी उसे मना नहीं कर सकते। जब उसकी हानि की बात उसे आप समझाएंगे, तब उसके माता-पिता को बुरा नहीं लगेगा और बात जल्दी समझ में आ जाएगी। साथ-साथ आप अपनी हानि से भी बच जाएंगे। यह एक साधारण प्रवृत्ति है कि व्यक्ति मात्र अपने ही लाभ-हानि में अत्यधिक रुचि रखता है।

हमारे शब्द विचारों को व्यक्त करने का सबसे अधिक प्रभावशाली माध्यम हैं, परंतु कभी-कभी हमारा मौन रहना उससे भी अधिक प्रभावशाली हो जाता है। यह आवश्यक है कि व्यक्ति जाने कि उसे कब तथा क्या बोलना चाहिए। इसके साथ-साथ उसे यह भी जानना चाहिए कि उसे कब नहीं बोलना चाहिए अर्थात् कब मौन रहना चाहिए। कुछ लोग सत्य और मधुर वचन बोलकर भी कभी-कभी कुछ समस्याएं उत्पन्न कर देते हैं, जो उनके मौन रहने पर शायद उत्पन्न ही नहीं होतीं। व्यक्ति के मौन में उसके शब्दों से भी अधिक शक्ति है।

महात्मा बुद्ध जब अपना धर्म प्रचार कर रहे थे, तो वे अत्यधिक विनम्र और मधुर भाव से बोलते थे। परंतु कई विषयों के संबंध में वे तर्कों से दूर रहना ही पसंद करते थे। ईश्वर के संबंध में पूछे जाने पर उनका उत्तर मौन ही होता था। उन्होंने अपने मौन से लोगों को अपनी इच्छानुसार उत्तर निकालने को प्रेरित कर दिया।

स्वावलंबन आत्मनिर्भरता व सफलता का अंतिम साधन है।
–विवेकानंद

कई दूसरे महापुरुषों ने भी कई विषयों पर मौन ही रहना उचित समझा, क्योंकि मौन में अत्यधिक शक्ति है। इससे आपके मन को शांति मिलती है। दूसरे व्यक्ति भी आपके बल और प्रभुत्व का अनुमान लगाते हैं। अधिक बोलने वाले सदैव ही कुछ ऐसी बातें बोल देते हैं, जो उन्हें नहीं बोलनी चाहिए थीं और उसका परिणाम उनके पक्ष में नहीं जाता, इसलिए पहले तोलिए और फिर बोलिए। सोचिए कि क्या बोलना चाहिए, क्या नहीं बोलना चाहिए। इस पर आपकी सफलता निर्भर करती है। **वाणी वह बाण है, जो एक बार जीभ रूपी धनुष से निकलकर पुनः लौटकर नहीं आता है। इसमें वह शक्ति है कि इससे घायल व्यक्ति शीघ्र स्वस्थ नहीं हो पाता। इस बाण का प्रयोग अकारण मत कीजिए। जितनी आवश्यकता हो, उतना ही बोलिए अन्यथा मौन रहिए।** अधिक बोलने वाले व्यक्ति साधारणतः प्रत्यक्ष अथवा परोक्ष रूप से अपनी ही बड़ाई करते हैं। ऐसा करना उनके छिछलेपन का बोध कराता है। सुनने वाले को भी अच्छा नहीं लगता। इससे व्यक्ति का अहंकार झलकता है और यह अहंकार उसकी सफलता की दौड़ में सदैव बाधक बन जाता है। इससे बचिए। व्यवहार में बदलाव की ये बातें पढ़ने और सुनने में जितनी सरल लगती हैं, उतनी सरल होती नहीं हैं। फिर भी अभ्यास से इन्हें सरल बनाया जा सकता है। प्रतिदिन मात्र एक-दो घंटे ही अपने परिवार में इन बातों का अभ्यास कीजिए। आपका यह अभ्यास स्वतः आपके घर से निकलकर आपके कार्यालय, दुकान और व्यावसायिक प्रतिष्ठान में पहुंच जाएगा। कुछ ही दिनों में आप अनुभव करने लगेंगे कि आपके बोलने की कला में परिवर्तन हो जाने के कारण आपके शुभचिंतकों की संख्या में निरंतर बढ़ोतरी हो रही है। आपके अनेक कार्य, जिन्हें संपन्न करने में पहले अधिक कठिनाई होती थी, अब सरलता से संपन्न होने लगे हैं। परिवार में पहले से अधिक सुख-शांति है। सभी तरफ आपको प्रगति के मार्ग स्वयं मिलते जाएंगे। समाज में आपका सम्मान स्वतः बढ़ जाएगा। लोकप्रियता के इस मोहनी मंत्र का यथाशीघ्र उपयोग कर आप अपनी सफलता के जटिल और कठिन मार्ग को सरल बना सकते हैं।

जो दूसरों की इच्छा का दास नहीं है, वह अत्यंत सुखी है।
—हेनरी वोटन

लीक से हटकर चलिए

लीक से हटकर सोचिए अर्थात् अब तक लोग जैसा सोचते रहे हैं, उससे भिन्न तरीके से उसी बात को सोचने का प्रयास कीजिए। यह एक कला है, जो आपके मस्तिष्क के लिए व्यायाम का कार्य करती है और उसके बंद कपाट धीरे-धीरे खोलती है। ऐसा करने से मानसिक व्यायाम के अतिरिक्त व्यक्ति की चिंतन की कला में निखार आने लगता है और अब वह निश्चय ही किसी वस्तु या विषय को अनेक दृष्टिकोणों से देखने लगता है। उसका यही दृष्टिकोण उसे साधारण व्यक्ति से भिन्न बनाता है।

प्राचीन काल से आज तक सभी यही मानते आए हैं कि पतंगा दीपक से प्रेम करता है और इसीलिए वह स्वयं को दीपक पर न्योछावर कर देता है। ऐसा भी तो हो सकता है कि पतंगा, जो शुरू से अंधकार में रहना पसंद करता है, अंधकार से प्रेम करता हो और दीपक को अंधकार का शत्रु समझकर उसे बुझाने के प्रयास में स्वयं अपना बलिदान कर देता हो। इसका निर्णय कौन करेगा? पतंगे से तो हम पूछ नहीं सकते और वह हमें उत्तर भी नहीं दे सकता। यह तो मात्र कल्पनाओं के आधार पर ही बनाई गई एक धारणा है।

साधारण व्यक्ति ही लीक पर चलते हैं। जो साधारण हैं, उनके लक्ष्य और ध्येय सभी साधारण ही होते हैं। इसलिए उनको लीक पर चलकर संतोष मिल जाने की अधिक संभावना है। यदि आप भी किसी साधारण वस्तु की खोज में हैं, तो यह हो सकता है कि किसी दूसरे व्यक्ति की लीक पर चलकर आपकी मनोकामना पूर्ण हो जाए। पर जब व्यक्ति सामान्य लोगों से अपने को भिन्न समझने लगता है, तो उसकी आकांक्षाएं साधारण व्यक्ति से भिन्न हो जाती हैं। वह किसी ऐसी वस्तु को प्राप्त करना चाहता है, जिसके संबंध में कभी साधारण व्यक्ति नहीं सोचते।

> स्वतंत्र वही हो सकता है, जो अपने कार्य आप कर लेता है।
> *—विनोबा भावे*

जिसे कम ही लोगों ने पाया है, वैसी असाधारण वस्तुओं की प्राप्ति लीक पर चलकर नहीं की जा सकती। असाधारण लक्ष्य को प्राप्त कर चुके लोगों के उपदेशों पर उनके बताए गए रास्ते पर चलकर पुनः उसी लक्ष्य को प्राप्त करना कठिन ही नहीं, अपितु असंभव है। ऐसे लक्ष्य को पाने के लिए स्वयं के विवेक के अतिरिक्त किसी दूसरे व्यक्ति द्वारा बताए गए उपदेशों का कोई महत्त्व नहीं है। अपनी इच्छाओं के अनुरूप लक्ष्य एवं ध्येय पर स्वयं सोचें।

जीवन में बार-बार कुछ करने का समय नहीं मिलता, इसलिए लक्ष्य सदैव असाधारण बनाइए। अपने विचारों को साधारण व्यक्ति से थोड़ा भिन्न कीजिए, आपको ऐसा लगने लगेगा कि आप साधारण व्यक्ति हैं ही नहीं। अपने ऊंचे लक्ष्य की ओर देखिए, ठोस निर्णय लीजिए, अपने ध्येय को सामने रखिए। क्या चाहते हैं आप, क्या स्वार्थ है आपका, कहां जाना है—यदि आप इन सब बातों पर साधारण व्यक्ति की तरह नहीं, उससे भिन्न रूप से लीक से हटकर सोचेंगे, तब आपके विचार आपको साधारण व्यक्ति रहने ही नहीं देंगे। आप अपने विचारों से ऊंचा उठने लगेंगे। कितना उठ पाएंगे, किस ऊंचाई तक आप जा सकते हैं, यह तो निर्भर करेगा आप पर कि आपने अपने विचारों और संकल्प को कितना ऊंचा उठाया है।

लक्ष्य अनंत है और आपके सामर्थ्य, ज्ञान और विवेक की सीमा भी नहीं है। बढ़ाइए, आप जितना बढ़ा सकते हैं स्वयं को, तभी तो आपके प्रयासों में प्रबलता आएगी। स्वयं ढूंढ़ निकालेंगे अपना मार्ग और तभी आपको चिर सुख मिलेगा, जो आपको सामान्य होते हुए भी असाधारण प्राणी बना देगा। झकझोरिए अपने विचारों को, उन रूढ़िवादी जंजीरों को तोड़िए और निकलिए लीक से बाहर। खुले आकाश में सांस लीजिए, सोचिए क्या कमी है आपमें, दूसरों से जीवन की दौड़ में क्यों आगे नहीं निकल पाए हैं आप? हर प्रकार की हीनता की भावना को निकाल फेंकिए। आप जो चाहते हैं उसे आप पा सकते हैं। खुले आकाश में जितनी ऊंचाई तक जाना चाहते हैं, जा सकते हैं, परंतु यह सब आपको ही करना होगा। किसी के उपदेश या बताए गए रास्ते कुछ काम नहीं आएंगे। लीक पर तो सभी चलते हैं, उससे हटकर तो देखिए।

भगवान बुद्ध ने सत्य की खोज की, ईसा ने उस सत्य को पाया। वही सत्य, वही प्रेम जो अनंत है, असीम है, बंधन रहित है, जिसे शब्दों में बांधना कठिन ही नहीं, असंभव है, वह एक अनुभूति है, जिसका सुख वही पा सकता है, जिसके मन में

जो दूसरों को स्वतंत्रता से वंचित रखते हैं, वे स्वयं इसके अधिकारी नहीं हैं।
—अब्राहम लिंकन

वह विद्यमान है। वह व्यक्ति अपनी अनुभूति दूसरे को देना चाहकर भी नहीं दे सकता, क्योंकि शब्द मात्र प्रतीक बनकर ही रह सकता है। वह विचार नहीं बन सकता। विचार एक अनुभूति है। शब्द साकार है और विचार निराकार। निराकार को साकार में बांधना असंभव है।

हमारे कई प्राचीन दार्शनिक, विचारक, धर्मगुरु, ऋषि-मुनि या जिन लोगों ने उस अनुभूति को प्राप्त किया, उनके शिष्यों ने सहस्रों वर्षों से लीक पर चलकर क्या पाया? क्या उन्हें भी वह सत्य, प्रेम मिला? क्या ऐसा हुआ कि वे सभी अपने गुरुओं की भांति उस सुख का अनुभव कर सके? कदापि नहीं। वे लीक पर चलते रहे। एक-दो वर्ष नहीं, सहस्रों वर्ष। उनकी पीढ़ी-दर-पीढ़ी उसी लीक पर चलती रही, दौड़ती रही, पर उन्हें कुछ भी तो नहीं मिला, न वह सत्य, न वह प्रेम, न वह लक्ष्य।

दक्षिणी ध्रुव के बर्फ से आच्छादित प्रदेश अंटार्कटिका से लौटे हुए वैज्ञानिकों से जब पत्रकारों ने पूछा कि आपको वहां क्या मिला? वे सभी स्तब्ध रह गए और उनका उत्तर था कि वहां है क्या जो मिलेगा? यही उत्तर एडमंड हेलेरी ने माउंट एवरेस्ट पर से लौटने के बाद दिया था। दुर्गम, जटिल, रोमांचकारी तथा चुनौती भरे कार्यों के उपरांत सफल व्यक्ति को मिलती है एक सुखद अनुभूति, जिसे न वह शब्दों में व्यक्त कर सकता है और न ही अपने मित्रों में बांट सकता है। वही अनुभूति, जिसे हिलेरी ने पाया। जिसे दक्षिण ध्रुव में लगभग चार महीने रहकर लौटे हुए वैज्ञानिकों ने पाया। एक-दो बार नहीं, सहस्रों बार मनुष्य ने एवरेस्ट पर चढ़ाई की। कुछ मर गए, कुछ बर्फ में गल गए, कुछ लोग आंधी में उड़ गए और कुछ अपाहिज और निराश होकर लौट आए, फिर भी यह संघर्ष चलता रहा। हिलेरी और तेनज़िंग ने जब पहली बार सफलता पाई, तब सारा विश्व प्रसन्न और आनंदित हो उठा। क्योंकि विश्व की चिर लंबित इच्छा पूरी हुई। अब तो बहुत सारे लोग उस पर विजय प्राप्त कर चुके हैं। हिलेरी और तेनज़िंग भी पहले कई बार असफल होकर लौट चुके थे।

एवरेस्ट पर बर्फ की वर्षा होती है, बर्फ की आंधियां चलती हैं। वहां बर्फ के अतिरिक्त कुछ भी नहीं है। न पूर्व के अभियान पर आए हुए व्यक्तियों के पदचिह्न, न कोई पगडंडी, न कोई वृक्ष, झाड़ी जिससे कुछ अनुमान लगाया जा सके और न कोई लीक। प्रत्येक बार व्यक्ति अपना मार्ग बनाता है और वह आगे बढ़ता जाता है और उसके पदचिह्न मिटते जाते हैं, अब वे पदचिह्न उसे कुछ लाभ नहीं दे सकते।

स्वावलंबन और सहयोगात्मक उद्देश्य, दोनों नागरिक जीवन की कुंजी हैं। ***–सरदार वल्लभभाई पटेल***

और न किसी दूसरे व्यक्ति को ही, जो दिशाविहीन होकर उस बर्फ पर भटक रहा है। आइए, इस छोटे उदाहरण को अपने वैचारिक क्रम में देखें। जब एवरेस्ट पर चढ़ने के लिए हिलेरी और तेनज़िंग के पदचिह्नों से हमें कोई लाभ नहीं मिल सकता, वे हैं ही नहीं, तो लाभ और हानि का प्रश्न ही कहां उठता है? उसी प्रकार सत्य और प्रेम की खोज में यदि हम आगे बढ़ते हैं, तो जिन लोगों ने उसे पाया है, उनके विचारों से हमें कोई लाभ नहीं मिल सकता है। हमें तो अपने भीतर अपने विचारों में प्रबलता, इच्छा में बल और अपने स्वार्थ को पहचानना होगा।

अनेक संत-महात्मा जो अब नहीं हैं, उनकी पुस्तकों, उपदेशों और विचारों को धारण कर क्या हम वहां पहुंच सकते हैं जहां वे पहुंचे हैं? कदापि नहीं। पुस्तकों से हमें जानकारी मिलती है। मात्र जानकारी से कोई बहुत बड़ी उपलब्धि नहीं प्राप्त की जा सकती है। बड़ी उपलब्धियों के लिए ज्ञान की आवश्यकता होती है। ज्ञान तो व्यक्ति स्वतः अपने भीतर से उत्पन्न करता है। उसकी चेतना, विवेक लगन, एकाग्रता जैसी वस्तुओं के कठिन प्रयास से उसके भीतर ज्ञान अंकुरित होता है। जानकारी की एक सीमा है, पर ज्ञान असीम है, अनंत है, उसकी कोई सीमा नहीं है। बुद्ध के गुरु कौन थे? वे किसकी लीक पर चले थे? संपूर्ण आस्तिक शास्त्रों का अध्ययन करने के पश्चात् जो ज्ञान उन्होंने पाया, वह आस्तिक क्यों न हो सका? यदि इन सब प्रश्नों का उत्तर आप ढूंढ़ेंगे तो आपको मिलेगा एक ही उत्तर–स्वयं संघर्ष कर राह ढूंढ निकालना।

यदि अनुसरण और अनुकरण करके कोई व्यक्ति कुछ प्राप्त कर सकता, तो आज हिलेरी से उसके अनुभवों को पूछकर उसके अनुदेशों को समझकर प्रत्येक वर्ष कितने ही व्यक्ति एवरेस्ट पर पहुंच जाते। पर ऐसा कहां हुआ? हिलेरी तो अभी जीवित हैं, वे सारी बातें आज भी बता सकते हैं, फिर भी उनके लिए वे सभी बातें निरर्थक हैं। जो एवरेस्ट पर चढ़ना चाहते हैं, उन्हें तो रास्ता स्वयं बनाना है, निर्णय स्वयं लेना है। अपने भीतर उत्साह स्वयं उत्पन्न करना है। इन सभी कार्यों के लिए पूर्व में सफलता पाए हुए व्यक्तियों के विचार उतना अधिक महत्त्व नहीं रखते, जितना लोग समझते हैं। यदि उनका महत्त्व बहुत अधिक होता, तो पहली बार कोई पहाड़ पर कैसे चढ़ पाता।

विश्व के सभी महान् व्यक्ति, जिन्होंने कई प्रकार के चुनौती भरे कार्यों को किया है, सबने अपना मार्ग स्वयं बनाया है। जंगल, पहाड़, बर्फ और रेगिस्तान में बिना

मानव जन्म से स्वतंत्र है, लेकिन वह सब जगह जंजीरों में जकड़ा हुआ है।
–रूसो

किसी मार्गदर्शक के उन्होंने गंतव्य स्थान की यात्रा की है। लक्ष्य की प्राप्ति के उपरांत हर्ष हुआ उन्हें। सभी ने प्रतिष्ठा और प्रेम दिया, पर उनके पास उनको देने के लिए क्या था? वह सुखद अनुभूति जो उनके हृदय में विद्यमान थी, उसे तो वे चाहकर भी नहीं दे सकते। लोग पूछने लगे कि कौन-सा मार्ग पकड़कर आप लक्ष्य तक पहुंचे, तो वे भला क्या उत्तर दे सकते थे? जब घूमकर उन्होंने देखा कि जिस बर्फीले प्रदेश और मरुभूमि की ओर से वे आए थे, उनके गुजरने के बाद अनेक आंधियां आईं। उनके सभी पदचिह्न मिट चुके थे। शून्य और शून्य के अतिरिक्त वहां कुछ भी नहीं था। वे अपने अनुयायियों को कौन-सी राह बताते? क्या सिखाते उन्हें, कैसे दिखाते उन्हें कि कैसे पाया है लक्ष्य? यह किसी एक व्यक्ति की कहानी नहीं है, यह तो सहस्रों सफल व्यक्तियों की कहानी है।

गांधी जी की ही बात ले लीजिए। आज सारा देश उन्हीं की राह पर चलने की बात कहता है। पर सोचिए कि किसने बताया था उन्हें वह रास्ता, विश्व के इतिहास में क्या कोई पूर्व उदाहरण था? इतनी बड़ी जनसंख्या वाला देश, जिसकी सारी जनसंख्या पराधीनता की बेड़ी में जकड़ी हुई थी, एक तरफ इतना विशाल, निहत्था, अशिक्षित और अनुशासन रहित समाज और मुकाबले में दूसरी ओर था उस समय की महानतम सैन्य शक्ति वाला साम्राज्य। कौन-सा परमाणु बम महात्मा गांधी ने ढूंढ़ निकाला था। उसके पहले विश्व में किसी ने भी नहीं सोचा था कि इतने बड़े साम्राज्य का सामना अहिंसा से भी किया जा सकता है। उनके बाद भी कौन दूसरा पहुंच सका उस स्थान पर और क्या पहुंच पाएगा कभी कोई?

जब ईशु को सूली पर चढ़ाया गया, उसने कहा था, "हे प्रभु, इन्हें क्षमा करना, क्योंकि ये नहीं जानते हैं कि ये क्या कर रहे हैं।" उनकी इस वाणी में प्रगाढ़ प्रेम भरा हुआ है। वही प्रेम, जिसकी वर्षा करता हुआ ईशु धरती से विदा हुआ। कौन-सा रास्ता था जिस पर वह चला था? लोग ढूंढ़ते ही रह गए आज तक, उसे कोई नहीं पा सका। यदि पा लेता, तो अब तक इन दो सहस्र वर्षों में कुछ लोग भी तो लक्ष्य तक पहुंच जाते, पर कहां पहुंचा कोई?

सच्चाई यही है कि ऐसे विलक्षण महापुरुष अपना रास्ता स्वयं बनाते हैं। न उनका कोई पदचिह्न रहता है और न कोई लीक। आप इस भ्रम में न रहें कि लीक पर चलकर कोई गंतव्य स्थान पर पहुंच सकता है। समुद्र में जहां जल ही जल है, जल के अतिरिक्त कुछ भी नहीं है, कहां है लीक? कैसे एक नाविक अपनी ही पुरानी

स्वतंत्रता का मूल्य निरंतर सावधानी है।

—जे.पी. कुरल

लीक पर चल सकता है? रास्ता तो उसका साहस, लगन और उत्साह बनाते हैं। हर बार उसका रास्ता नया होता है। शताब्दियों पूर्व जब अथाह समुद्र में भारत की खोज में चला कोलम्बस अमेरिका पहुंच गया, तब कोई लीक कहां थी? किसने बताई उसे राह? वास्कोडिगामा जब पहली बार समुद्र की राह से भारत पहुंचा, वह किसकी लीक पर चला था? बिना लीक के स्वयं अपना रास्ता बनाने वाले ही दुनिया में याद किए जाते हैं। कोलंबस और वास्कोडिगामा के बाद आज तक सहस्रों व्यक्तियों ने भारत और अमेरिका की यात्रा की, पर कहां आप उन्हें याद करते हैं। जब वे लीक पर चलने लगे, तो धरती के प्राणी बनकर धरती पर ही रह गए। बिना लीक के शून्य में चलने वाले कोलंबस और वास्कोडिगामा ही प्रसिद्धि पा सके।

व्यक्ति की बात हो अथवा देश की, जब तक कोई लीक से हटकर किसी नवीन प्रयोग अथवा नए विचार पर नहीं बढ़ेगा, उसकी उन्नति संभव नहीं है। जब व्यक्ति के विचारों में नवीनता आएगी, वह वस्तु को नए दृष्टिकोण से देखना सीख जाएगा, तभी वह उसके बारे में संपूर्ण रूप से सोच सकता है। पर ऐसा होता कहां है? सभी तो लीक पर चलते हैं। वही पुराना विचार, वही पुरानी बातें। वस्तु को पुराने दृष्टिकोण से देखने की आदत—यही तो साधारण व्यक्ति के गुण हैं, वह लीक पर चलता रहता है, वहीं मरता है और समाप्त हो जाता है।

अपने को साधारण व्यक्ति से थोड़ा भिन्न समझिए, अपने विचारों में थोड़ा परिवर्तन कीजिए। एक वस्तु को अनेक दृष्टिकोणों से देखने का प्रयास कीजिए, तब वह वस्तु पारदर्शी बन जाएगी, स्थूल से सूक्ष्म बन जाएगी और आपके पास सत्य स्थिति की जानकारी होगी। दूसरों के बताए मार्गों पर चलने से अच्छा है कि आप अपना मार्ग स्वयं ढूंढ़िए। यदि आप ऐसा नहीं करेंगे, तो आप भी धरती के अरबों मनुष्यों की भांति लीक पर चलते-चलते समाप्त हो जाएंगे। इसलिए उड़िए उन्मुक्त आकाश में, शून्य और मार्ग रहित अनंत में। इच्छाओं के प्रबल पंखों के सहारे बनाइए अपना स्वयं का मार्ग, स्वीकार कीजिए उस हर चुनौती को, जो आपकी सफलता के मार्ग में बाधा बने। जब तक मार्ग में चुनौती, अवरोध और कठिनाइयां न हों, तो मार्ग पर चलने में आनंद ही क्या है? किसी ने सच ही कहा है—

लीक लीक गाड़ी चले, लीके चले कपूत।
लीक छांड़ि तीनों चलें, शायर, सिंह, सपूत॥

अपने जीवन का ध्येय बनाओ और अपनी सारी शारीरिक तथा मानसिक शक्ति इसमें लगा दो।
—कारलाइल

देखना-परखना सीखिए

आपने निश्चय ही अपने घर में, परिवार में तथा पास-पड़ोस में बच्चों को बढ़ते हुए देखा होगा। माता-पिता अपने बच्चों को कैसे बैठना, खड़ा होना, बोलना सिखाते हैं, इसे भी आप जानते हैं। मगर क्या आपने कभी किसी माता-पिता को अपने बच्चों को देखना सिखाते देखा है? शायद नहीं देखा होगा। क्योंकि लोगों में यह भ्रांति है कि व्यक्ति के पास दो आंखें हैं, जिनसे वह स्वतः देख सकता है।

देखना वास्तव में एक कला है और किसी भी कला में निखार अथवा उत्कृष्टता बिना अभ्यास के नहीं प्राप्त की जा सकती। साधारणतः सभी सोचते हैं कि जिनके पास आंखें हैं, जो अंधे नहीं हैं, वे सभी देख सकते हैं, पर वे भूल जाते हैं कि आंखों के रहते हुए भी कुछ लोग कुछ वस्तुओं को नहीं देख पाते, क्योंकि उन व्यक्तियों ने देखने का अभ्यास नहीं किया है अथवा ऐसा कहें कि उन्हें देखना ही नहीं आता। अपनी आंखों का पूर्ण उपयोग करने के लिए उनसे अधिक-से-अधिक जानकारी प्राप्त करने के लिए, व्यक्ति को देखने की कला के संबंध में जानना आवश्यक है। यदि आप समुद्र के किनारे खड़े हों और आपको कहा जाए कि बहुत दूर से एक जहाज आ रहा है, तो उसे ढूंढ़ने में आपको अत्यधिक समय लगेगा, किंतु एक नाविक उसी जहाज को बहुत जल्दी ढूंढ़ निकालने में सफल हो जाएगा, क्योंकि नाविक ने अपनी आंखों को इस कार्य के लिए अत्यधिक प्रशिक्षित कर लिया है।

प्रायः ऐसा होता है कि कभी आपका कोई मित्र, परिचित अथवा ग्राहक ऐसे समय में आपको ढूंढ़ते-ढूंढ़ते आपके घर आ पहुंचता है, आप घर में नहीं हैं। आप घर लौटे, तो आपको बताया गया कि एक व्यक्ति दोपहर में आपको ढूंढ़ने आया था

निर्णय करने के लिए तीन तत्वों की आवश्यकता होती है—अनुभव, ज्ञान और व्यक्त करने की क्षमता। —*सुकरात*

और वह पुनः कल प्रातः आने को कह गया है। आपका जिज्ञासु मन व्याकुल हो उठता है। मन के भीतर उस व्यक्ति के संबंध में पूरी जानकारी पाने हेतु व्याकुलता बढ़ती जाती है। आप घरवालों से अनेक प्रश्न पूछते हैं और अपने मस्तिष्क में बैठे संभावित व्यक्तियों की रूपरेखा में से किसी एक के संबंध में निर्णय करना चाहते हैं। परंतु आपकी पत्नी, बच्चे अथवा नौकर, जिन्होंने उस व्यक्ति से कई मिनटों तक वार्तालाप किया है, आपके इन साधारण प्रश्नों का उत्तर यह कहकर टाल जाते हैं कि इसमें चिंता की कौन-सी बात है, वह कल पुनः आएगा ही। इस उत्तर से आपको संतुष्टि नहीं होती। आप निश्चय ही खिन्न हो जाते हैं। यह वास्तव में आपके घरवालों के उस व्यक्ति को भली प्रकार न देख पाने का ही परिणाम है। यदि आपके घरवाले भली-भांति देखना जानते, तो आपको उस व्यक्ति के नाम नहीं बताने के उपरांत भी एक ऐसी विस्तृत रूपरेखा बताने में सक्षम हो जाते कि आप अविलंब बिना किसी प्रयास और भूल के, उस आगंतुक के संबंध में सही निर्णय कर लेते। जैसे कि आपसे कहा गया होता कि दोपहर में एक व्यक्ति आपको ढूंढ़ने आए थे, उन्होंने अपना नाम नहीं बताया और कहा है कि कल प्रातः आकर आपसे मिलेंगे। यदि आप पूछते कि वह व्यक्ति कैसा था? और आपको उत्तर मिलता कि छोटे कद, मोटे शरीर वाले उस व्यक्ति ने खद्दर का कुर्ता और धोती पहन रखी थी। उसके बाल आधे सफेद और आधे काले थे। उसने अपनी कलाई पर सुनहरी घड़ी बांध रखी थी। ऐसी स्थिति में यह पता लगाने में आपको बिलकुल देर नहीं लगती कि अमुक व्यक्ति कौन था? आप शांत मन से कह देते, शायद वे दूबे जी थे। कोई विशेष बात नहीं है। परंतु ऐसा तब तक संभव नहीं है, जब तक व्यक्ति देखना नहीं सीखे। देखने का अभ्यास तो व्यक्ति को बचपन से ही करना चाहिए। **किसी वस्तु को कम-से-कम समय में अधिक-से-अधिक गहराई तक देख लेना ही सही अर्थ में देखना है।**

अपने परिवार वालों की बात छोड़ दीजिए, स्वयं आपके साथ भी ऐसा बराबर होता होगा। आप जिस मार्ग से घर से कार्यालय प्रतिदिन प्रातः जाते हैं और संध्या को लौटते हैं, उस मार्ग में अनेक ऐसी दुकानें होंगी, विज्ञापनों के कई बड़े-बड़े बोर्ड होंगे तथा कई अन्य प्रमुख चीजें भी हो सकती हैं, जिन्हें आपने आज तक नहीं देखा है। जब कभी उनके संबंध में कोई बात होती है, तो आप अपने मस्तिष्क पर दबाव डालने लगते हैं कि अमुक बोर्ड कहां है अथवा अमुक दुकान सड़क की बाईं ओर है अथवा दाईं ओर। अपने किसी मित्र अथवा परिचित के घर जाते समय

बगैर सोचे-विचारे उठाए गए कदम, बहुधा हमारे जीवन के सबसे निर्णायक कदम होते हैं। —आंद्रे जींद

कुछ लोग उस घर से आगे चले जाते हैं, कभी किसी दूसरी गली में चले जाते हैं। आज जब सड़कों पर भीड़ अत्यधिक बढ़ गई है, यातायात दिन-प्रतिदिन बढ़ता जा रहा है, दुर्घटनाएं सदैव होती ही रहती हैं। कभी-कभी ऐसा भी होता है कि दुर्घटना के उपरांत कोई चालक भागने में सफल हो जाता है और दुर्घटना स्थल पर जहां सैकड़ों व्यक्ति एकत्रित हो जाते हैं, उनमें से किसी को भी उस चालक की गाड़ी का नंबर दिखाई नहीं पड़ता। कुछ लोग किसी के घर जाकर कमरे में बैठने के उपरांत भी दीवारों पर टंगी तस्वीर को नहीं देख पाते हैं। बिछावन पर बिछी चादर, उद्यान में खिले फूलों को, यहां तक कि कमरे की दीवारों के रंग तक को नहीं देख पाते। ऐसा क्यों होता है? जिस कमरे में कोई व्यक्ति किसी के यहां जाकर दो घंटे से भी अधिक समय बिताकर आता है, वह यदि यह कहे कि कमरे की दीवारों के रंग को उसने नहीं देखा है, तो ऐसे व्यक्ति के पास आंखों का क्या उपयोग है?

हमारी पांचों ज्ञान इंद्रियों में हमारी आंखें ही ऐसी इंद्रिय है, जिसका उपयोग हम अपने जीवन में अत्यधिक करते हैं। यही कारण है कि प्रत्येक व्यक्ति अपनी आंखों पर ही अधिकाधिक निर्भर करता है। ऐसे तो हमारी सभी ज्ञान इंद्रियां एक से बढ़कर एक महत्त्वपूर्ण हैं, परंतु सभी आंखों को ही सबसे महत्त्वपूर्ण मानते हैं। आंखों का चला जाना अथवा दृष्टिहीन बन जाना जीवित व्यक्ति के लिए सबसे अधिक कष्टकारक माना जाता है, परंतु सोचिए तो इस इतनी महत्त्वपूर्ण वस्तु के रहते हुए भी यदि कोई व्यक्ति इसका अधिकतम उपयोग इसलिए नहीं कर पाता है कि उसे प्रारंभ से ही इस विषय की जानकारी नहीं दी गई, तो वह कितना बड़ा दुर्भाग्य है।

साधारणतः व्यक्ति का यह स्वभाव है कि वह अपनी भूल शीघ्र स्वीकार नहीं करता और अपने गलत कार्यों को सही सिद्ध करने के लिए गलत तर्क अथवा कुतर्क का सहारा लेता है। जब किसी व्यक्ति से आप पूछें कि दो घंटे कमरे में बैठने के उपरांत भी उसने कमरे की दीवारों के रंग का तथा दीवार पर टंगे चित्रों को क्यों नहीं देखा? तो इसका उत्तर वह देगा कि मैंने इसकी कोई आवश्यकता नहीं समझी। तो इसका अर्थ हुआ कि व्यक्ति की आंखें स्वतः नहीं देखती हैं। जब व्यक्ति देखने की आवश्यकता अनुभव करता है, तभी देखती हैं। आंखें तो निरंतर खुली रहती हैं। आपने ऐसा अभ्यास नहीं किया है कि आप स्वतः सभी वस्तुओं

आवश्यकता के समय दृढ़ निश्चय ही पूरी सहायता करता है।
—*शेक्सपियर*

को देख सकें, तो आप आवश्यकता का बहाना बनाकर बात को टाल जाते हैं। व्यक्ति की आंखें जितनी देर तक खुली रहती हैं, देखती रहती हैं। तो फिर नहीं देखना आंखों का दुरुपयोग ही तो हुआ। अब आपको ऐसा लगने लगा होगा कि मात्र आंखों के रहने से ही और व्यक्ति के अंधा नहीं होने से ही वह सब कुछ नहीं देख सकता है। देखने के लिए उसे एक नियमित प्रशिक्षण एवं अभ्यास की आवश्यकता है, जिसे व्यक्ति अपने बाल्यकाल से जीवन के अंतिम क्षण तक करता रहता है। जिसने उस अभ्यास की ओर से अपना ध्यान हटा लिया। अपने भीतर की प्रदत्त शक्तियों का विकास करने में अपने को सक्षम नहीं बना पाया, उसने कितना खोया है, इसे वह स्वयं जान नहीं सका है।

माता-पिता को चाहिए कि बच्चों को खेल-खेल में आंखों से देखने की कला को बताएं। उन्हें किसी वस्तु को शीघ्रता से और सूक्ष्मता से देखने की ओर आकर्षित करें। उनसे इस संबंध में सदैव प्रश्न पूछें। घर में ऐसा वातावरण तैयार करें कि बालक की रुचि इस ओर बढ़े। जब ऐसा होगा, तब बाल्यकाल से ही वैसे बालक अपनी आंखों का उचित उपयोग करने लगेंगे। आंखें बहुमूल्य हैं, यदि ऐसी मूल्यवान वस्तु का हम अत्यधिक व उचित उपयोग नहीं कर सकें, तो उनके रहने या नहीं रहने से कोई विशेष अंतर नहीं पड़ता।

मनुष्य की बनावट ऐसी है कि वह सदैव अपनी पांचों ज्ञान इंद्रियों द्वारा दी जा रही सूचनाओं को मात्र तब ही स्वीकार करता है, जब वह चेतन अवस्था में रहे। सूचनाओं को स्वीकार करना व्यक्ति की चेतन अवस्था की गहराई पर निर्भर करता है। वह जितना अधिक चेतन अवस्था में रहेगा, उतनी ही शीघ्रता और सूक्ष्मता से सूचनाओं को ग्रहण कर पाएगा। आपने अवश्य देखा होगा कि कई बार आपकी आंखों के सामने कितनी ही ऐसी वस्तुएं आती-जाती रहती हैं, जिन्हें आप सूक्ष्मता से नहीं देख पाते हैं, जबकि आंखें आपकी वही हैं, जिनसे आप अन्य वस्तु को अधिक सूक्ष्मता से देख लेते हैं। ऐसा इसलिए होता है, क्योंकि आपका मस्तिष्क उस समय पूर्ण चेतन अवस्था में नहीं रहता अथवा उन सूचनाओं को ग्रहण करने की इच्छा नहीं रखता। चेतन अवस्था में व्यक्ति आंखों को बंद करके भी देख सकता है। वह अपने मानस पटल पर इच्छानुसार वस्तु की सूक्ष्मता को माप सकता है। परंतु इसके लिए उसे अभ्यास की आवश्यकता होती है।

सच्ची से सच्ची और अच्छी से अच्छी चतुराई निश्चय है।
—नेपोलियन

आपने अवश्य देखा होगा, किसी नेत्रहीन भिखारी को रेल के एक डिब्बे से दूसरे डिब्बे में जाकर भिक्षाटन करते हुए। प्रतिदिन प्रातः बिना किसी व्यक्ति की सहायता के वह अपने घर से रेलवे स्टेशन तक छड़ी या डंडे के सहारे आ जाता है। ट्रेन में भिक्षाटन करता है, फिर उसी ट्रेन से ही घर लौटता है, अपने स्टेशन पर उतरता है और बिना किसी की सहायता के धीरे-धीरे कई स्थानों पर सड़क पार करता हुआ अपने घर पहुंच जाता है।

ऐसे कितना कठिन कार्य है बिना आंखों के। फिर भी प्रयास और अभ्यास से इन नेत्रहीन लोगों ने बहुत कुछ संभव बना लिया है। यह मात्र उनकी चेतन अवस्था का कमाल है कि वे नेत्रहीन रहते हुए भी अपने मानस पटल पर ट्रेन, प्लैटफॉर्म, रास्ते, पगडंडी और अपने घर तक को देख पाते हैं। भूल तो कभी-कभी इनसे भी हो जाती है, परंतु वह भूल इसलिए नहीं होती कि इनके पास आंखें नहीं हैं। भूल का मुख्य कारण उनकी चेतन अवस्था की कमी है। ढूंढ़ने पर आपको इस प्रकार के अनेक उदाहरण मिल जाएंगे।

आपने कभी अपने बारे में सोचा है कि आप कितने भाग्यशाली हैं। आपके पास देखने के लिए दो आंखें हैं। इन आंखों के होते हुए भी यदि कोई कुछ नहीं देख पाता, या ऐसा कहें कि वह आंशिक देखता है, तो यह कितनी दुर्भाग्य की बात है। पर इसका कारण यही है कि लोग समझते हैं कि देखना स्वाभाविक है और इसके लिए अभ्यास की कोई आवश्यकता नहीं है। सच्चाई इससे बिल्कुल भिन्न है। देखना एक कला है, जिसमें उत्कृष्टता प्राप्त करने के लिए अन्य कलाओं की भांति ही आपको निरंतर अभ्यास करते रहना होगा, अन्यथा आप जीवन पर्यंत इसमें भूल करते जाएंगे। अपने घर में, बाजार में, शहर में तथा अन्य सभी स्थानों पर आप जहां-जहां जाएंगे, कुछ वस्तुएं ही देख पाएंगे और कुछ नहीं भी देख पाएंगे। आंखें बहुमूल्य हैं, इनसे अधिक-से-अधिक लाभ उठाइए, क्योंकि आपकी सफलता में आपके देखने का बहुत बड़ा योगदान है। देखने का सीधा प्रभाव व्यक्ति के स्मरण शक्ति पर पड़ता है। व्यक्ति जिन वस्तुओं को अपनी भूल के कारण नहीं देख पाता अथवा मात्र आंशिक रूप से देखता है, उसे वह स्मरण भी नहीं रख पाता।

कुछ लोग कहते हैं कि उनकी स्मरण शक्ति बहुत कमजोर है। इसके विपरीत बहुत-से लोगों को बहुत-सी बातें बहुत दिनों तक स्मरण रहती हैं। यदि स्मरण शक्ति के संबंध में हम गूढ़ता से सोचें, तो स्मरण शक्ति न किसी की कमजोर होती है और

जिससे अपना कुछ स्वार्थ सिद्ध होता है, उसी से सब लोग प्रेम करते हैं।
—गोस्वामी तुलसीदास

न किसी की मजबूत। हम इसे मुख्यतः दो भागों में बांट सकते हैं : एक प्रशिक्षित, दूसरा अप्रशिक्षित। अप्रशिक्षित समरण शक्ति से कुछ भी लेना कठिन है। स्मरण शक्ति को प्रशिक्षित करने का सहज तरीका है अत्यधिक चेतन अवस्था में रहना। क्योंकि मात्र चेतन अवस्था में ही आपके मस्तिष्क में पड़े पूर्व के अनुभव और अनुभूतियों को सरलता से पुनः स्मरण किया जा सकता है। इसमें व्यक्ति के देखने-सुनने जैसी वस्तुओं का बहुत अधिक महत्त्व होता है। साधारण व्यक्ति इसे समझ नहीं पाते हैं और वे बात को स्मरण नहीं रहने का बहाना बनाकर इसे टाल जाते हैं।

जिसे ठीक से देखना नहीं आएगा, वह सदैव आंखों के रहते हुए भी संसार की अनेक वस्तुओं को नहीं देख पाएगा। जब उसे देखना आ जाएगा, वह वस्तु की गहराई में जाकर ऐसी बातों को ढूंढ़ निकालेगा, जो दूसरे सामान्य लोग साधारणतः नहीं कर पाएंगे। आपकी आंखें स्थूल वस्तु में भी पारदर्शी बनकर उसके भीतरी तथ्य को देख सकती हैं। किसी व्यक्ति की मुखाकृति को देखकर उसके मस्तिष्क में उस समय उठ रहे विचारों को आप सरलता से समझ सकते हैं। यदि आपने अपनी आंखों को उचित दिशा में उपयोग करना सीख लिया, अपने को अत्यधिक चेतन अवस्था में रखना सीख लिया, तो आप अपनी अन्य ज्ञानेंद्रियों से भी अधिकतम लाभ उठाने में सक्षम बन जाएंगे। आपकी इंद्रियां आपकी दासी हैं और उनसे अधिक-से-अधिक लाभ उठाकर ही उनका सदुपयोग किया जा सकता है। इस साधारण-सी बात को अनेक लोग भूल जाते हैं और वे स्वयं इंद्रियों के दास बनकर रह जाते हैं।

परमात्मा ने मनुष्य को उसकी रक्षा, सुख-सहायता और आनंद के लिए इंद्रियां प्रदान की हैं, परंतु होता इसके विपरीत ही है। हममें से अधिकांश लोग इंद्रियों को अपनी इच्छानुसार चलाने में सक्षम नहीं हो पाते। उनका अत्यधिक उपयोग नहीं कर पाते और स्वयं उनकी इच्छानुसार चलने लगते हैं। यही तो हमारी सबसे बड़ी भूल है। जिस दिन हम जान जाएंगे, समझ लेंगे कि परमात्मा ने हमें इन बहुमूल्य इंद्रियों से इसलिए सुसज्जित किया है कि हम इनका अधिक-से-अधिक उपयोग कर अपने जीवन को सुखमय और आनंदित बना सकें, तो उसे उनके उपयोग करने की विधि स्वतः आ जाएगी, तभी हम सही मायने में देखना सीख सकेंगे।

कला का सत्य जीवन की परिधि में सौंदर्य के माध्यम द्वारा व्यक्त अखंड सत्य है।
—महादेवी वर्मा

अपने उद्देश्य को जानिए

जो व्यक्ति अपने स्वार्थ के संबंध में बिलकुल नहीं जानता, सदा अविवेकपूर्ण निर्णय लेता है, अपने लाभ से अधिक दूसरों की हानि में रुचि रखता है, सभी उसे स्वार्थी कहते हैं। यह अत्यंत खेद का विषय है। भला वह व्यक्ति जो स्वार्थ का अर्थ भी नहीं जानता, जिसने अपने भीतर के स्वार्थ को पहचाना तक नहीं, वह स्वार्थी कैसे हो सकता है? उसने तो अपने अविवेकपूर्ण निर्णयों से अपने भीतर अंकुरित हो रहे स्वार्थ को बढ़ने ही नहीं दिया। जब दूसरों की हानि की बात उठ गई, तो निश्चय ही मानवीय प्रवृत्तियों की समाप्ति हो गई। ऐसे व्यक्तियों को स्वार्थी कहना स्वार्थी शब्द के प्रति अन्याय है। स्वार्थी शब्द का निर्माण ही 'स्व' से हुआ है, 'स्व' अर्थात् अपना। यह शब्द व्यक्ति के सबसे निकटतम शब्दों में से एक है। कई प्राचीन ग्रंथों ने तो ऐसा लिखा है कि जिसने स्वयं को पहचान लिया, उसने सब कुछ पा लिया। अध्यात्म में ऐसे ही एक शब्द का उपयोग किया जाता है। वह है 'आत्मानम् विद्धिः', अर्थात् स्वयं को जानो। अध्यात्म में तो यह महावाक्य है, इसका क्षेत्र बहुत विस्तृत है, परंतु यदि इस वाक्य को आज के प्रचलित भौतिकवाद के परिप्रेक्ष्य में देखा जाए, तो इसका अर्थ होगा, अपने भीतर के उस ध्येय को जानना, जिसकी प्राप्ति से व्यक्ति को आनंद अथवा सुख मिल सके। इसी शब्द के साथ यदि अर्थ को जोड़ दिया जाए, तो स्वार्थी का अर्थ होगा—वह ध्येय, लक्ष्य, अभिप्राय अथवा प्रयोजन जिसकी प्राप्ति से व्यक्ति को आनंद अथवा प्रसन्नता का अनुभव होता है।

यह एक विचित्र विडंबना है कि अधिकांश व्यक्ति न तो 'स्व' को ही जान पाते हैं और न अपने 'अर्थ' को ही समझ पाते हैं। दूसरे शब्दों में ऐसा कहा जा सकता है कि वैसे व्यक्ति अपने 'स्वार्थ' को ही नहीं पहचान पाते हैं। वे क्या चाहते हैं?

मनुष्य मात्र में ऐसा कोई दोष नहीं है, जिसका प्रतिकार उचित अभ्यास के द्वारा न हो सकता हो।
—बेकन

किस वस्तु के लिए प्रयास कर रहे हैं? कहां उनका लक्ष्य है और किधर निशाना लगा रहे हैं? वे कुछ भी नहीं जानते। उनके जीवन में तात्कालिक लाभ के अतिरिक्त कुछ भी नहीं है। अपने दीर्घकालीन मूल्यों तथा लाभ-हानि की ओर से हटकर उनका ध्यान सदैव तात्कालिक विषयों पर ही केंद्रित रहता है। यही मुख्य कारण है कि तात्कालिक लाभ ढूंढ़ने वाले व्यक्ति जीवन के दीर्घकालीन दौड़ में सदैव पीछे रह जाते हैं। जो इतना भी नहीं जानता, वह सच्चा स्वार्थी नहीं है।

साधारणतः ऐसी घटना अवश्य घटित होती रहती है। गांव अथवा शहर में यदि आपका कोई मित्र मिल जाए, जिसे देखने से आपको ऐसा लगे कि यह व्यक्ति कहीं जाने की मनोस्थिति में है, आप यदि चौराहे पर खड़े ऐसे व्यक्ति से पूछेंगे कि आप कहां जा रहे हैं, तो उसका उत्तर होगा कि कहीं भी नहीं, इसी तरफ चला आया था। यदि उसे आप किसी स्थान पर अपने साथ चलने को आमंत्रित करें, तो वह सहर्ष स्वीकार कर लेता है और आपके साथ चल पड़ता है। ऐसी घटनाएं सदैव सबके साथ घटित होती रहती हैं। यदि इसी घटना का हम सूक्ष्म विश्लेषण करें और इसे वैचारिक दृष्टिकोण से देखें, तो लगेगा कि सफलता की दौड़ में दौड़ने वाले अधिकांश व्यक्ति इसी प्रकार वैचारिक शून्यता में बढ़ रहे हैं, जब कोई दूसरा व्यक्ति उनको मिलता है, तब वे उसी के ध्येय और विचारों को अपना लेते हैं। उनका कोई अपना लक्ष्य अथवा ध्येय नहीं है। मार्ग के संबंध में भी वे निश्चित नहीं हैं। ऐसे व्यक्ति जो दूसरों को चाहने और कहने पर ही अपने मार्ग एवं लक्ष्य का निर्धारण करते हैं, स्वयं अपने स्वार्थ को जानते ही नहीं हैं, तो वे उस पर विचार क्या करेंगे और यदि विचार ही नहीं करेंगे, तो उचित मार्ग पर कैसे बढ़ेंगे।

मैट्रिक पास करने के उपरांत कॉलेज में विद्यार्थियों के समक्ष अनेक नए विषय चयन करने हेतु उपलब्ध हो जाते हैं और उनमें से मात्र तीन ही चयनित किए जा सकते हैं। अधिकांश विद्यार्थी ऐसी परिस्थिति में बिना अपनी रुचि, इच्छा एवं सामर्थ्य का ध्यान करते हुए ही अपने मित्रों एवं अन्य लोगों की इच्छानुसार विषय चयनित कर लेते हैं। ऐसा करने का परिणाम यह होता है कि मात्र कुछ ही दिनों में उन्हें अपनी भूल का आभास मिल जाता है और वे विषय बदल देना चाहते हैं। सफलता नहीं पाने का एक मुख्य कारण यह भी है कि व्यक्ति दूसरों के विचार से चलने लगता है। दूसरों के विचार से वही चल सकता है, जो अपने स्वार्थ के प्रति उदासीन है। जिसने अपने 'स्व' और 'अर्थ', दोनों को ही नहीं पहचाना, उसे सफलता कैसे मिलेगी।

> आंखें तो जीवन के अनुभवों से भरा हुआ भंडार हैं।
> —साने गुरु जी

गिरिधर ने शताब्दियों पूर्व लिखा—

> बिना विचारे जो करै, सो पाछे पछताय।
> काम बिगारै आपनो, जग में होत हंसाय॥

कवि के विचार को ऊपर के उदाहरण के प्रसंग में देखा जाए, तो अक्षरशः सत्य उतरता है। अपनी छोटी-सी भूल के कारण कई मेधावी विद्यार्थियों को जीवन भर पछताना पड़ता है। बिना विचारे किए गए कार्य का परिणाम साधारणतः व्यक्ति के पक्ष में नहीं जाता। विचार करना, व्यक्ति के लिए तब तक संभव नहीं है, जब तक वह कार्य के संबंध में पूरी जानकारी नहीं रखे। कार्य अथवा वस्तु के संबंध में जानकारी रखने का अर्थ सभी बातों को जानना अथवा त्रिकालदर्शी होना नहीं है। कार्य का उद्देश्य तथा परिणाम के संबंध में पूरी जानकारी तब तक संभव नहीं है, जब तक व्यक्ति अपने ध्येय को ही नहीं जाने। व्यक्ति को अपना ध्येय, उसका अपना 'स्व' और 'अर्थ' का पता, यही तो व्यक्ति का अपना स्वार्थ हुआ। जब तक उसे अपने स्वार्थ के बारे में पूरा ज्ञान नहीं होगा, तथा उसे भली-भांति नहीं जान पाएगा, तब तक वह उस पर क्या विचार कर सकता है। एक स्वार्थी व्यक्ति जहां अपने स्व और अर्थ अर्थात् अपने मतलब, अपने प्रयोजन और अपने अभिप्राय को भली-भांति समझता है, वहीं अपने द्वारा किए जाने वाले कार्यों और चयन किए जाने वाले मार्गों के संबंध में विवेकपूर्ण निर्णय लेता है।

हमारे शरीर में पांच ज्ञानेंद्रियां हैं : आंख, कान, नाक, जिह्वा और त्वचा। ये पांचों इंद्रियां व्यक्ति को उसके शरीर के बाहर होने वाले विषयों के संबंध में मस्तिष्क को निरंतर सूचित करती रहती हैं। हमारे मस्तिष्क की बनावट ऐसी है कि वह उन सूचनाओं को स्वतः नहीं प्राप्त करता। व्यक्ति जब चाहेगा, अर्थात् जब उसकी इच्छा होगी, तभी वह इंद्रियों द्वारा जनित ज्ञान को ग्रहण कर सकता है। उसका चाहना अथवा नहीं चाहना पूर्णतः व्यक्ति पर निर्भर करता है। इंद्रियां उसे मात्र सूचनाएं देती हैं। इन सूचनाओं को पूर्व में प्राप्त सूचनाओं के अनुभव के आधार पर उसका मस्तिष्क वर्गीकृत करता है। यह वर्गीकरण भी तभी संभव है, जब व्यक्ति चाहे। वर्गीकृत सूचनाओं के आधार पर वह कुछ निर्णय लेता है। निर्णय भी तभी संभव है, जब व्यक्ति निर्णय लेना चाहे। इसका अर्थ हुआ, व्यक्ति के सब कुछ जानने और समझने के उपरांत भी उसका मस्तिष्क उस समय तक कोई निर्णय नहीं लेता, जब तक कि व्यक्ति उसे निर्णय लेने के लिए आदेश न दे अथवा वह

आंखों में मनुष्य की आत्मा का प्रतिबिंब होता है।

—अज्ञात

नहीं चाहे। निर्णय का सही होना व्यक्ति के पास उपलब्ध सूचनाओं, उसके मस्तिष्क में पड़ी पूर्व की स्मृतियों तथा उसके विवेक पर निर्भर करता है। स्मृतियां भी तो पूर्व की सूचनाओं पर निर्भर करती हैं। मात्र चेतन अवस्था में ही व्यक्ति अपने मस्तिष्क को आदेश दे सकता है कि अमुक विषय पर सोचा जाए, अमुक विषय पर निर्णय लिया जाए, आदि-आदि।

विचार करना, निर्णय करना, व्यक्ति के सफल होने में उसका सबसे बड़ा सहयोगी है। वहीं बिना विचार किए कुछ करना उसे असफलता, पछतावा, दु:ख, कष्ट, पीड़ा और विनाश की ओर ले जाता है। विचार करना तभी संभव है, जब वह पूर्ण चेतन अवस्था में रहे और पूर्ण चेतन अवस्था में रहना भी मात्र व्यक्ति के चाहने पर ही संभव है। इसका अर्थ यह हुआ कि सबसे महत्वपूर्ण बात व्यक्ति का यह चाहना हुआ कि वह सदैव चेतन अवस्था में रहे। अधिकांश व्यक्ति ऐसा सोचते हैं कि व्यक्ति का चेतन अवस्था में बना रहना स्वाभाविक है तथा व्यक्ति चेतन अवस्था में ही अधिकाधिक समय रहता है, परंतु आप अपने संबंध में ही सूक्ष्म विश्लेषण करें, तो आपको ऐसा लगेगा कि आप निद्रा के अतिरिक्त जाग्रत अवस्था में भी पूर्ण चेतन अवस्था में बहुत कम समय ही रह पाते हैं।

चेतन अवस्था में रहने की प्रवृत्ति मनुष्य की जन्मजात प्रवृत्तियों में से एक है, क्योंकि प्रारंभ से ही उसे अपने शत्रुओं से बचने के लिए सतर्क एवं सावधान रहना पड़ता था। इसकी एक जन्मजात प्रवृत्ति होने के उपरांत भी व्यक्ति ने जितना अन्य क्षेत्रों में प्रगति की है, उतना उस क्षेत्र में नहीं कर सका है। व्यक्ति का चेतन अवस्था में सदा बने रहना उसके अभ्यास पर निर्भर करता है और अभ्यास उसके प्रयास पर निर्भर करता है। व्यक्ति का विवेक भी चेतन अवस्था में ही सबसे अधिक कार्य करता है। अर्द्धचेतन अथवा अवचेतन अवस्था में वह विवेकपूर्ण निर्णय नहीं ले सकता और जब निर्णय ही नहीं ले सकता, विचार ही नहीं कर सकता, तब विचार करके कार्य करने की बात ही कहां उठती है?

आज के भौतिकवादी युग में अधिकांश व्यक्ति सफलता की दौड़ में दौड़ रहे हैं और विभिन्न साधनों एवं प्रयत्नों से उसकी प्राप्ति हेतु कार्यरत हैं। सभी अधिक-से-अधिक सांसारिक सुखों की वस्तुओं के पीछे ही अपना अधिकाधिक समय देते हैं। आज संपूर्ण विश्व में रुपया अथवा धन ही एकमात्र सर्वमान्य साधन है, जिससे व्यक्ति अधिकाधिक सुखों का भोग कर सकता है। यही कारण है कि आज का

आंखें सारे शरीर का दीपक हैं।

—महात्मा गांधी

प्रत्येक व्यक्ति अपने समय, श्रम एवं बुद्धि का अधिकतम भाग रुपये उपार्जित करने में लगाता है। उपार्जित धनराशि का उपयोग वह मुख्यतः दो कार्यों के लिए करता है। पहला, वह उसका व्यय करता है। वह व्यय आवश्यक, अनावश्यक, संपत्ति, सामग्री तथा सुखों के साधन के क्रय हेतु किया जाता है। वह क्रय व्यक्ति विशेष की बुद्धि, चरित्र, परिवेश पर अधिकाधिक निर्भर करता है।

जो व्यक्ति स्वार्थी नहीं है, अर्थात् जिसने अपने स्वार्थ को भली-भांति नहीं पहचाना, क्षण-क्षण इच्छाओं को बदलता रहता है, ऐसे ही व्यक्ति कुछ भी क्रय करते समय ठगी के शिकार बन जाते हैं। साधारणतः क्रय की वस्तुएं दुकानों में उपलब्ध होती हैं। दुकानदार प्रातःकाल से संध्याकाल तक सैकड़ों ग्राहकों से बात करते-करते विभिन्न वस्तुओं को बेचते-बेचते इस दिशा में निपुण हो जाता है, उसका स्वार्थ अधिक-से-अधिक धन कमाने पर केंद्रित रहता है। ग्राहक यदि अपने स्वार्थ पर अडिग न रहे, तो उसका ठगा जाना स्वाभाविक है। पांच रुपये के साबुन के स्थान पर पंद्रह रुपये के नए साबुन देकर एक ऐसे व्यक्ति को ठग लेना कोई बड़ी बात नहीं है। यह सच है कि उस पंद्रह रुपये के नए साबुन में उस दुकानदार ने ग्राहक से अधिक नहीं लिया। परंतु जो ग्राहक साबुन पर मात्र पांच रुपये व्यय करने के लिए घर से चला था, उससे उसने अच्छा साबुन देकर पंद्रह रुपये खर्च करवा दिए। इसी प्रकार अनेक व्यक्ति ऐसे कार्य करते हैं, जो कभी-कभी उनके पारिवारिक बजट को असंतुलित कर देते हैं। कभी ऐसा भी होता है कि कुछ ऐसी वस्तु खरीद लेते हैं, जो उनके लिए अधिक उपयोगी नहीं हो पाती। कई छोटे परिवार वाले व्यक्ति भी कभी-कभी जब रेफ्रिजरेटर खरीदने जाते हैं, तो जिस साइज का रेफ्रिजरेटर खरीदने का मन बनाकर जाते हैं, उससे बड़ा रेफ्रिजरेटर खरीदकर घर लौटते हैं। इसके ठीक विपरीत कई बड़े परिवार के व्यक्ति छोटा रेफ्रिजरेटर खरीद लेते हैं। कई लोग छोटे कमरे के लिए बड़ा पंखा, तो कहीं कुछ लोग बड़े कमरे के लिए छोटा पंखा खरीद लेते हैं। ऐसे कई उदाहरण आप नित्य देखते हैं। ऐसा क्यों होता है? ऐसा इसलिए होता है क्योंकि व्यक्ति कुछ क्षणों के लिए अपने स्वार्थ से दूर हट जाता है। स्वार्थ से हटना ही उसका अनुचित निर्णय लेने में उसका सहयोगी हो जाता है। यदि व्यक्ति अपने स्वार्थ पर अडिग रहे, उसे भली-भांति समझे, जाने और पहचाने, तो वह इस प्रकार के अनुचित निर्णयों से बच सकता है।

आंख का धर्म है देखना। देखने में ही आंख को आनंद है। देखने में अंधा होते ही उस कष्ट का अनुभव होता है।

–रवीन्द्रनाथ ठाकुर

कुछ भी क्रय करने के अतिरिक्त धन का दूसरा उपयोग भी है। वह है, धन को बढ़ाने की प्रवृत्ति। प्रायः प्रत्येक व्यक्ति इस प्रवृत्ति से आक्रांत है। यह युग विशेषज्ञता का युग है। एक साधारण व्यक्ति एक-दो वस्तुओं के संबंध में अधिक जानकारी रख सकता है, परंतु सभी बातों के संबंध में पूरी जानकारी प्राप्त करना उसके बस की बात नहीं है। इस क्षेत्र में भी अनेक ऐसे उपाय हैं, जिसके संबंध में साधारण व्यक्ति अधिक नहीं जानता, परंतु उसके भीतर की छिपी धन बढ़ाने की लालसा उसे आकर्षित करती है। ऐसी स्थिति में उसे किसी विशेषज्ञ के सहयोग की आवश्यकता पड़ जाती है। मुख्यतः ऐसे विशेषज्ञ व्यक्ति अपने ग्राहकों से परोक्ष रूप से अपना पारिश्रमिक प्राप्त करते हैं। उनसे विचार-विमर्श करने वाला व्यक्ति कम ही मामलों में उन्हें कुछ देता है। अधिकतर व्यक्ति तो ऐसा समझते हैं कि उनकी सेवाएं उन्हें निःशुल्क ही प्राप्त हो रही हैं, परंतु उन विशेषज्ञों को अन्य स्रोतों से पारिश्रमिक मिल जाता है। धन को बढ़ाने का सबसे सरल और लोकप्रिय उपाय है बैंक, पोस्ट ऑफिस, फाइनेंस कंपनियां, शेयर, बीमा आदि में धन लगाना। धन लगाने वाले व्यक्तियों को इसके संबंध में पूरी जानकारी नहीं रहती। उन्हें विभिन्न एजेंटों एवं कर्मचारियों से इस संबंध में विभिन्न स्कीमों के बारे में जानकारी प्राप्त करनी होती है। उन एजेंटों का स्वार्थ अथवा लक्ष्य मात्र इस पर केंद्रित रहता है कि व्यक्ति अपना अधिक-से-अधिक धन उनके द्वारा निवेश करा दे, जिससे उसे अधिकाधिक कमीशन प्राप्त हो सके। वह उस व्यक्ति की आवश्यकताओं, सामर्थ्य, रुचि आदि से अनजान रहता है। ऐसा व्यक्ति अपनी आवश्यकता, सामर्थ्य, लक्ष्य एवं ध्येय आदि से अपरिचित रहता है, अपने स्वार्थ की रक्षा करने में अक्षम हो जाता है। दूसरे शब्दों में, यह भी कहा जा सकता है कि स्वार्थ के संबंध में कम जागरूक व्यक्ति ऐसे मामलों में उचित निर्णय नहीं ले पाते। इसी के परिणामस्वरूप पूरे देश में हजारों व्यक्ति अपनी बीमा की प्रीमियम राशि प्रतिवर्ष नहीं दे पाते और उनका बीमा बीच में ही समाप्त हो जाता है। उस व्यक्ति द्वारा पूर्व में दी गई राशि भी उसे नहीं लौटाई जाती। ऐसी बात मात्र बीमा कंपनियों के साथ ही नहीं है, अपितु अनेक व्यक्तियों को मिला-जुलाकर अरबों रुपये शेयरों में, फाइनेंस एवं इनवेस्टमेंट कंपनियों में प्रत्येक वर्ष डूब जाते हैं। इसका मुख्य कारण व्यक्ति का अपने स्वार्थ के संबंध में पूरी जानकारी नहीं रखना है। अधिक दिनों के लिए धन जमा करने से, नेशनल सेविंग तथा अन्य खातों से अवधि पूर्व निकालने में भी लोगों की बहुत हानि होती है।

जो बात वाणी नहीं कह पाती, वह बात आंखें आसानी से बोल देती हैं।
—अज्ञात

आज देश के विभिन्न बैंकों के पास अरबों रुपये ऐसे पड़े हैं, जिनका कोई उत्तराधिकारी ही नहीं है। अथवा यों कहें कि कोई वैधानिक प्राप्तकर्ता ही नहीं है। क्योंकि जब कोई जमाकर्ता बैंक में किसी विशेष अवधि के लिए अथवा अपने खाते में रुपया जमा कराने जाता है, उस समय बैंक मैनेजर का अभिप्राय भी यही रहता है कि उसके बैंक में अधिक-से-अधिक रुपया जमा हो जाए। वह शीघ्र-से-शीघ्र लंबी अवधि के लिए रुपया जमा करवा लेता है। कई बैंकों में खाता खोलने के आवेदन-पत्र के अतिरिक्त नामांकन हेतु अलग से आवेदन-पत्र बनाए जाते हैं, जिसको भरवाने में बैंक कर्मचारियों की कोई रुचि नहीं रहती, क्योंकि यह उनके मतलब की बात नहीं है। यह उस व्यक्ति के मतलब की बात है, जो इतनी लंबी अवधि के लिए रुपया जमा कर रहा है; यदि दुर्भाग्यवश उसकी मृत्यु हो जाए, तो यह रुपया उसके पुत्र-पुत्रियों अथवा पत्नी को मिले। अधिकांश व्यक्ति रुपया जमा कराते समय इस बिंदु पर विचार ही नहीं करते और रुपये जमा कराते जाते हैं। दुर्भाग्यवश किसी ऐसे जमाकर्ता की मृत्यु हो जाए, तो उस रुपये को निकालने के लिए उसके उत्तराधिकारियों को एकजुट होकर कचहरी के चक्कर लगाने पड़ते हैं। इसमें आवश्यकता से अधिक समय और धन व्यय होता है। कुछ लोग थक कर पीछे हट जाते हैं। कुछ लोग इसे प्रारंभ ही नहीं करते। फलस्वरूप, संपूर्ण देश में अरबों की राशि इसी प्रकार बैंक में इसीलिए पड़ी रह जाती है कि उसके जमाकर्ताओं ने जमा कराते समय अपने स्वार्थ को भली-भांति नहीं पहचाना। इसी कारण वे विवेकपूर्ण निर्णय नहीं ले सके। बीमा कंपनियों के पास भी इसी प्रकार के अरबों रुपये इसीलिए पड़े रह जाते हैं, क्योंकि बीमाकर्ता के पूर्व ही उसके द्वारा नामांकित व्यक्ति की मृत्यु हो चुकी होती है। और बीमाकर्ता ने किसी दूसरे व्यक्ति का नामांकन ही नहीं किया होता है। ऐसे व्यक्तियों की मृत्यु के उपरांत उनके बीमे की राशि कंपनी में ही पड़ी रह जाती है और उनके उत्तराधिकारियों को कचहरी के चक्कर लगाने पड़ते हैं। जरा सोचिए तो, हजारों व्यक्तियों के खून-पसीने की कमाई उनके तथा उनके उत्तराधिकारियों के काम इसलिए नहीं आ सकी, क्योंकि उन्होंने अपने स्वार्थ को भली-भांति नहीं समझा और बिना विचारे ही कार्य करते चले गए। जीवन के प्रत्येक क्षेत्र में व्यक्ति ऐसी गलतियां सदैव करता रहता है। इन भूलों को सुधार पाना कठिन है, परंतु प्रारंभ से ही अपने मतलब, अपने प्रयोजन एवं अभिप्राय को समझकर करना सरल है। ऐसा करने से भूल होने की संभावनाएं कम हो जाती हैं तथा मनुष्य के चरित्र में सभी कार्यों एवं योजनाओं को प्रारंभ करने के बाद

यदि उद्देश्य शुभ न हो, तो ज्ञान पाप हो जाता है।

—पोप

भी यदा-कदा अपने मतलब, अपने अभिप्राय अथवा अपने प्रयोजन से देखने की दृष्टि बन जाती है। यही तो व्यक्ति का स्वार्थ है और ऐसा करने वाले व्यक्ति ही स्वार्थी हैं।

स्वार्थ बुरी वस्तु नहीं है, अपने स्वार्थ की परिधि को थोड़ा बढ़ाइए। आपको इस परिधि के अंतर्गत आने वाली सभी वस्तुओं से प्रेम होने लगेगा, अपने स्वार्थ को दूसरों के स्वार्थ में समाहित कीजिए। आप देखेंगे कि सबका स्वार्थ आपका स्वार्थ और आपका स्वार्थ सबका स्वार्थ बन गया है। तब आपको ऐसा लगेगा कि स्वार्थ विष नहीं, अमृत है।

कार्य जिस उद्देश्य से किया जाता है, वही महत्त्वपूर्ण होता है।
—जवाहर लाल नेहरू

नियमित कार्यक्रम बनाइए

प्रकृति की ओर देखने पर ऐसा लगता है कि सब कुछ नियमित कार्यक्रम के अंतर्गत स्वतः संचालित होता चला जा रहा है। कण-कण नियमित रूप से क्रियाशील है। सूर्य, चंद्र, सभी नक्षत्र तथा ग्रह नियमित गति एवं नियत मार्ग पर नियमित रूप से चलते जा रहे हैं। यह क्रम आदिकाल से चला आ रहा है और अनंत तक चलता जाएगा। सब कुछ क्रमशः चलता जा रहा है। बीज से अंकुर निकलता है, वह बढ़कर विशाल वृक्ष बनता है। वृक्ष में फल लगते हैं, फलों से बीज की उत्पत्ति होती है, उन्हीं बीजों से पुनः वैसे ही बड़े वृक्ष निकलते हैं। समय बीतता जाता है। पुराने वृक्ष गिरते जाते हैं और नए वृक्ष उगते जाते हैं। यह क्रम एक क्रमबद्ध तरीके से चलता आ रहा है। अर्थात् संपूर्ण सृष्टि विस्तार और संकोच के नियम से सदैव क्रियाशील है। ऐसा लगता है कि इस संपूर्ण सृष्टि का मूल 'नियमबद्धता' ही है।

इसी नियमबद्धता को जीवन में उतार पाने में समर्थ नहीं होने का अर्थ प्रकृति से दूर जाना हुआ। प्रकृति से दूर जाने का अर्थ ही विकास की गति को अवरुद्ध करना हुआ। पशु-पक्षियों की ओर देखिए। उनके जीवन में नियमबद्धता बंधन की भांति उन्हें बांधे हुए है। मनुष्य ही एकमात्र ऐसा प्राणी है, जो सृष्टि के इस नियम का सदैव उल्लंघन करता है। उसके पास बुद्धि और विवेक है। पक्षी पिंजरे में रहे या वृक्ष पर, सभी जगह प्रकृति के नियम के अनुरूप ही चलते हैं। उनके सोने का समय, जागने का समय नियमित होता है। इसी प्रकार पशु-पक्षी भी प्रकृति के अति समीप हैं। सभ्यता के विकास के साथ-साथ मनुष्य में प्रकृति पर विजय प्राप्त करने की इच्छा जागृत होती गई। वह धीरे-धीरे प्रकृति से दूर हटता गया। उसमें बंधन-मुक्त होने की अभिलाषा हुई और उसने अपने विवेक से विज्ञान का

सफलता मिलती है समझदारी और परिश्रम से।
यदि तुझे चढ़ना है, तो दोनों को अपना।   —*माघ*

आविष्कार किया। प्रकृति के कितने ही बंधनों को उसने तोड़ दिया। समुद्र के ऊपर नाव चलने लगी। धरती को छेदकर उसमें से वह जल निकालने लगा। जैसे-जैसे समय बीतता गया, वह प्रकृति के बंधन को तोड़ता गया। अब तो उसके पास अत्यधिक तेज गति से चलने वाला रॉकेट है। वह हवा में तैरने लगा। उसने पनडुब्बी बनाकर सागर तल में कंपन पैदा कर दी। पृथ्वी को बेध कर उसके नीचे से पेट्रोल आदि अनेक खनिज पदार्थ निकालना प्रारंभ कर दिया। उपग्रहों को भेजकर अंतरिक्ष की शांति को भंग कर दिया। यह सब कुछ इसने विकास क्रम में किया। जैसे-जैसे मनुष्य की बुद्धि विकसित होती गई, उसने नई-नई वस्तुओं का आविष्कार किया। रोगों पर विजय पाई। प्रकृति के अनेक रहस्यों को अनावृत कर दिया। यह सब कुछ मानव जाति के कल्याण और उसकी प्रगति के लिए किया गया। ऐसी सभी खोजें, आविष्कार, शोध, आदि प्रकृति के नियम के अनुसार ही किए गए। प्रकृति के विशाल प्रयोगशाला में घटित हो रही घटनाओं को देखकर मनुष्य ने अपनी बुद्धि और विवेक से उनका विश्लेषण किया और उन्हीं के आधार पर प्रकृति के नियमों को देखा, एवं बड़े-बड़े शोध और आविष्कार किए।

इन सभी भौतिक आविष्कारों का मूल उद्देश्य है, प्रकृति के बंधन से मुक्ति। ये संपूर्ण आविष्कार भी मनुष्य ने एक नियमबद्ध तरीके से किए और पाया कि नियमों के बंधन से मुक्ति भी नियमानुसार चल कर ही प्राप्त की जा सकती है। ऐसे ही नियमों को मानवीय प्रवृत्तियों में उतारें, तो अपने कष्टों तथा क्लेशों से भी मुक्ति पा सकते हैं।

नियमानुसार जीवन को चलाना अर्थात् एक क्रमबद्ध तरीके से पहले से निश्चित कार्यक्रम के अनुरूप अपने को संचालित कराना। यह एक मिथ्या विचार है कि नियम से मुक्ति पाने के लिए स्वच्छंदता को अपनाना होगा। कुछ लोग इसी गलत विचार से ग्रसित होकर सभी प्रचलित नियमों को अकारण ही तोड़ते रहते हैं। वस्तुतः नियम की सृष्टि ही उनके लिए की गई है, जो नियम का पालन नहीं करते। नियम के पालन करने वालों के लिए नियम कोई बंधन नहीं रह जाता। अपितु उसके लाभ उन्हें मिलने लगते हैं। **नियम से मुक्ति पाने का तरीका यही है कि व्यक्ति नियम से चले।** सदैव नियमानुसार चलने से नियम व्यक्ति के लिए बंधन नहीं रह जाते और वे गाड़ी के पहिए में चिकनाई का काम करने लगते हैं। व्यक्ति के जीवन की गति और तेज हो जाती है। वह अधिक कार्य कर सकता है, अधिक लाभ उठा सकता है, आदि।

वही सफल होता है जिसका काम उसे निरंतर आनंद देता रहता है।
—थोरो

नियमित कार्यक्रम अर्थात् दिनचर्या के अंतर्गत कार्य करना प्रकृति के नियम के पूर्णतः अनुरूप है। इस छोटे तथ्य को जब व्यक्ति भूल जाता है और लगता है अपनी जीवन रूपी गाड़ी को मनमाने ढंग से चलाने, तो यहीं प्रकृति से उसका संघर्ष शुरू हो जाता है। आज संपूर्ण विश्व के वैज्ञानिक, मनीषी और ज्ञानीजन प्रकृति से मित्रता की बात करते हैं। यहां मित्रता का अर्थ है उसी की भांति नियमित कार्य करना। परमात्मा ने हमें बुद्धि और विवेक दिया है। हम अपने कार्यों का समय अपनी बुद्धि और विवेक के अनुरूप बना सकते हैं। अपने संपूर्ण समय का वह भाग, जो निद्रा में व्यतीत करते हैं, उसे छोड़कर बचे हुए समय को अपनी सुविधानुसार विभिन्न कार्यों के लिए बांट देने की प्रथा को दिनचर्या अथवा नियमित कार्यक्रम की सूची कहा जाता है।

दिनचर्या जीवन की एक पद्धति है, एक नियम है और एक व्यवस्था है। इसमें लाभ अनेक हैं, और हानि कुछ भी नहीं है। यह व्यक्ति को उसके महान शत्रु, आलस्य से मुक्ति दिलाता है। वही आलस्य मनुष्य को विनाश के गर्त में गिराता है। इस पद्धति से कार्य करने पर व्यक्ति को उसके कार्यों के लिए अधिक समय मिल पाता है और उसे ऐसा लगने लगता है कि उसके कार्य बोझ नहीं अपितु आनंदवर्द्धक वस्तु बन गए हों।

कार्यक्रम बनाना बहुत सरल कार्य है। प्रायः प्रत्येक व्यक्ति अपने कार्यों के संबंध में किसी-न-किसी प्रकार का कार्यक्रम अवश्य बनाता है, परंतु यह तो उस व्यक्ति की दृढ़ता और स्थिरता पर निर्भर करता है कि वह कितनी तन्मयता और तत्परता से उसका पालन करता है। आलस्य बार-बार उसे परेशान करता है कि अपनी दिनचर्या को तोड़ दे। आलस्य के प्रभाव में फंसकर व्यक्ति उसे तोड़ देता है, फिर उसे अपनी दिनचर्या तोड़ने की आदत हो जाती है। जिस व्यक्ति को इस बुरी आदत ने पकड़ लिया हो, उसके लिए फिर कार्यक्रम का पालन करना एक बहुत कठिन कार्य हो जाता है। ऐसे अधिकांश व्यक्ति इसका पालन करना सदैव के लिए छोड़ देते हैं।

दिनचर्या के अनुसार चलने से व्यक्ति को अपने सभी कार्यों के बाद भी समय बचा हुआ प्रतीत होने लगता है। आप अपने दैनिक जीवन की एक दिनचर्या बनाइए–प्रातः उठने की। प्रातः अर्थात् ब्रह्म बेला। यही वह बेला है, जब व्यक्ति प्रकृति के अतिशय समीप रहता है। रात भर सोकर उठने के उपरांत उसका मन शांत रहता है। उस समय का वातावरण भी प्रायः शांत ही रहता है। शांत और शीतल वातावरण में आप

प्रत्येक काम को हिम्मत और शांति के साथ करो। यही सफलता का साधन है।
—स्वामी रामतीर्थ

अपने जटिल और कठिन समस्याओं के संबंध में सोच-विचार कर अनेक उचित निर्णय ले सकते हैं। अपने अलग-अलग कार्यों के लिए अलग-अलग समय दीजिए। नित्य कर्म, व्यायाम, पूजा, व्यवसाय, मनोरंजन, अध्ययन, मित्रों से मिलना, आराम, परिवार के सदस्यों के साथ विभिन्न विषयों पर विचार करना, आदि। अलग-अलग कार्यों के लिए अपनी दिनचर्या में अपनी सुविधानुसार अलग-अलग समय निर्धारित कीजिए। आवश्यकतानुसार समय-समय पर इसमें फेर-बदल भी किया जा सकता है। दिनचर्या बनाकर उस पर चलना प्रारंभ करेंगे, तो प्रारंभ में अनेक कठिनाइयां उत्पन्न होंगी। आपको लगेगा कि आपके बहुत सारे कार्य दिनचर्या में सम्मिलित नहीं हैं। यदि कुछ ऐसे कार्य बच गए हों, तो उन्हें भी सम्मिलित कर लीजिए। जहां तक संभव हो सके, दृढ़ता से दिनचर्या का पालन कीजिए। उसे मात्र आपातकालीन परिस्थितियों में ही टूटने दीजिए। ऐसा करने से आप अधिक दृढ़ता से अपनी बनाई दिनचर्या पर चल सकते हैं। अधिक दिनों की आवश्यकता नहीं है, मात्र कुछ ही महीनों में इसका परिणाम आना प्रारंभ हो जाएगा। आप पहले से अधिक संतुष्ट होने लगेंगे। कार्यों को संपादित करने हेतु आपको अधिक समय मिलने लगेगा। कई कार्य तो सहज ही स्वतः पूर्ण होते चले जाएंगे। यह आपकी सफलता में इतना अधिक सहयोगी हो जाएगा कि आपने कभी सोचा भी नहीं होगा। यह तरीका कठिन तो अवश्य है, पर साधारण अभ्यास से इसका पालन किया जा सकता है।

दैनिक कार्यक्रम अथवा दिनचर्या से ही संबंधित एक दूसरा विषय है, कार्यों का उसके महत्त्व के आधार पर वर्गीकरण। आपके द्वारा किए गए कार्यों के उत्तम परिणाम पर ही आपकी सफलता निर्भर करती है। यदि व्यक्ति के द्वारा किए जाने वाले कार्यों को सावधानी से देखा जाए, तो मुख्यतः उसके द्वारा किए जाने वाले सभी कार्य उसके व्यवसाय, परिवार और समाज से संबंधित रहते हैं। साधारणतः इन्हीं तीनों क्षेत्रों से संबंधित कार्यों में व्यक्ति अपना अधिक-से-अधिक श्रम और समय देता है। जैसे-जैसे व्यक्ति सफलता के मार्ग पर आगे बढ़ता है, वैसे-वैसे उसके पास कार्यों और दायित्वों की बढ़ोतरी होती जाती है। जब कार्य अधिक हो जाते हैं, तो उन्हें पूरा करने में उसे श्रम भी अधिक करना पड़ता है। श्रम तो व्यक्ति के अधीन है, वह जितना चाहे कर सकता है। परंतु समय को बढ़ा लेना उसके अधिकार क्षेत्र से बाहर है। उसके पास तो सीमित समय है। उसी समय में उसे सभी कार्यों को पूरा करना है। परिणामतः कार्य छूटने लगते हैं। यहीं से कार्यों को वर्गीकृत करने की बात आती है।

एक बार भूल हो जाने पर दोबारा उसकी आवृत्ति न करें।
—दशवैकालिक

आप अपने संपूर्ण कार्यों को मुख्यतः तीन भागों में वर्गीकृत कर सकते हैं : अति महत्त्वपूर्ण, महत्त्वपूर्ण और सामान्य अथवा साधारण। जब किसी एक वर्ग में एक से अधिक कार्य हों, तो उन्हें प्राथमिकता के आधार पर क्रमबद्ध करना चाहिए। यह व्यक्ति की आवश्यकता, बुद्धि और विवेक पर निर्भर करेगा कि वह किन कार्यों को साधारण श्रेणी में रखता है और किन्हें वह महत्त्वपूर्ण तथा अति महत्त्वपूर्ण मानता है। अपने विवेक से कार्यों का वर्गीकरण कीजिए, फिर उन्हें क्रमानुसार पूरे कीजिए। ऐसा करने से आपके अति महत्त्वपूर्ण और महत्त्वपूर्ण कार्य उचित प्राथमिकता में रहने के कारण आपका अधिक श्रम और समय ले लेंगे। उनके अपूर्ण बचे रहने की संभावनाएं नहीं रहेंगी। तब आप देखेंगे कि आपके वैसे सभी कार्य, जो अधिक दिनों तक पूर्ण नहीं हो सके, वे साधारण कोटि के कार्य थे। महत्त्वपूर्ण कार्यों के अपूर्ण रह जाने से आपकी सफलता प्रभावित होती है। साधारण कार्यों से कोई विशेष प्रभाव नहीं पड़ता।

प्रत्येक व्यक्ति अपने जीवन में अनेक अपूर्ण कार्य छोड़ जाता है। उन कार्यों को पूर्ण करने की उसकी इच्छा रहने के उपरांत भी समय की कमी के कारण उन्हें पूर्ण करना संभव नहीं हो पाता। यदि व्यक्ति के अति महत्त्वपूर्ण और महत्त्वपूर्ण कार्य अधूरे रह जाएं, तो वह सफलता से बहुत दूर ही रह जाता है। यही दशा वैसे लोगों की होती है, जो बिना कार्य का वर्गीकरण किए ही उनके संपादन में जुट जाते हैं और महत्त्वपूर्ण तथा अति महत्त्वपूर्ण कार्यों के आने पर भी अपना समय, श्रम और अपनी संपूर्ण ऊर्जा साधारण कार्यों के संपादन पर ही समाप्त कर देते हैं। ऐसी परिस्थिति में व्यक्ति श्रम भी करता है, पर उसके महत्त्वपूर्ण और अति महत्त्वपूर्ण कार्य जैसे के तैसे पड़े रह जाते हैं। इससे उसके श्रम का उचित मूल्य उसे नहीं मिल पाता। क्षेत्र व्यवसाय का हो या परिवार अथवा समाज का, सभी क्षेत्रों से संबंधित कार्य अति महत्त्वपूर्ण, महत्त्वपूर्ण और साधारण हो सकते हैं। यह तो आपको निर्णय करना है कि आप उन्हें किस श्रेणी में रखते हैं।

जीवन रक्षा, सुरक्षा, स्वास्थ्य, जो मुख्यतः व्यक्ति के अति महत्त्वपूर्ण कार्यों में आते हैं, उन्हें कुछ लोग भूलवश साधारण श्रेणी में रख देते हैं। इसका परिणाम सदैव उनके विपक्ष में जाता है। ऐसे व्यक्ति झूठे तर्क निकालकर स्वयं को सांत्वना देते रहते हैं। जीवन रक्षा, सुरक्षा और स्वास्थ्य के नियमों की अवहेलना कर मात्र कुछ साधारण लाभ हेतु कितने लोग अपना सब कुछ समाप्त कर देते हैं। अपने व्यवसाय

विश्व में वही जीव सुख पाता हे, जो अपने हित की अवहेलना नहीं करता।
—अज्ञात

अथवा जीविकोपार्जन के कार्यों को ही अधिक आवश्यक मान लेते हैं। वे भूल जाते हैं कि अतिशय परिश्रम, जिसकी अनुमति उनका शरीर नहीं देता, के बाद यदि वे कुछ अधिक धन कमा भी लेते हैं, तो सुरक्षा और स्वास्थ्य के प्रति लापरवाही के कारण अनेक कष्टों से घिर जाते हैं।

आपने अवश्य देखा होगा कि कुछ लोग कार्य की जल्दी में अत्यधिक तेज गति से मोटर कार अथवा साइकिल चलाते हैं, मगर ऐसे लोग प्रायः दुर्घटनाओं के शिकार होकर कार्यस्थल के बदले अस्पताल पहुंच जाते हैं। ऐसे ही शरीर से बलपूर्वक श्रम करवाना कुछ लोगों की आदत हो जाती है। परिणामस्वरूप, वैसे व्यक्ति किसी रोग अथवा दुर्घटना के शिकार हो जाते हैं। उन्हें न धन मिल पाता है और न वे स्वस्थ ही रह पाते हैं। जिस परिवार की रक्षा-सुरक्षा और सुख-सुविधा के लिए व्यक्ति कोई व्यवसाय अथवा अन्य कोई कार्य करे, यदि अपनी गलतियों के कारण अथवा अदूरदर्शिता के कारण व्यक्ति रोगी हो जाए, तब वह परिवार की क्या देखभाल कर सकता है। वह तो उन्हीं पर एक बोझ बन जाएगा, जिनकी सुख-सुविधा के लिए उसने आवश्यकता से अधिक श्रम किया और अपनी सुरक्षा पर ध्यान नहीं दिया। तात्पर्य यह हुआ कि व्यवसाय से प्रेम करने से पहले, परिवार से प्रेम करना सीखिए और परिवार से प्रेम करने से पहले स्वयं से प्रेम करना सीखिए। इसी तथ्य को दूसरी तरह से देखें, तो आपके जीवित, स्वस्थ और सुखी रहने पर ही आपकी सफलता निर्भर करती है।

सफलता का कोई रहस्य नहीं है। वह केवल अति परिश्रम चाहती है।
—हेनरी फोर्ड

परोपकार की भावना रखिए

सभी देशों में सदैव से दूसरों की भलाई करना श्रेष्ठतम कार्य माना गया है। विश्व के सभी धर्मों का भी यही सार है कि दूसरों का हित करना ही पुण्य है और अहित करना पाप है। आज तक जितने भी महापुरुष हुए, सभी ने दूसरों की भलाई करने का उपदेश दिया। यही एक सर्वमान्य विचार है कि हम दूसरों की भलाई करें। दूसरों की भलाई करने से तात्पर्य है दूसरों की सहायता करना। आज के इस व्यापारिक दौर में प्रत्येक मनुष्य को एक-दूसरे की सहायता की आवश्यकता है। कुछ ऐसे लोग भी हो सकते हैं, जो थोड़ी देर के लिए ऐसा तर्क दे सकते हैं कि दूसरों की सहायता के बिना भी उनका कार्य चल सकता है, परंतु यह धारणा निराधार और भ्रामक है। जाने-अनजाने, प्रत्यक्ष अथवा परोक्ष रूप से आप थोड़ी देर भी बिना दूसरे की सहायता के नहीं रह सकते। आपकी आवश्यकताओं ने आज विकराल रूप धारण कर लिया है और इसकी पूर्ति के लिए आपको एक या दो नहीं, अपितु सहस्रों मनुष्यों की सहायता की आवश्यकता पड़ेगी ही। व्यापारिक तथा सामाजिक कार्य इतने बृहत् रूप धारण करते जा रहे हैं कि एक व्यक्ति अकेला बिना किसी की सहायता के कुछ भी नहीं कर सकता है। समाज में प्रचलित रीतियों को यदि गंभीरतापूर्वक देखा जाए, तो यह स्पष्ट हो जाएगा कि प्राचीन काल में सहायता-विनिमय के विचार से ही प्रभावित होकर उस काल के ज्ञानी जनों ने वस्तु-विनिमय की प्रथा को प्रचलित किया। इसके मूल में सहायता विनिमय के अतिरिक्त कोई दूसरी वस्तु नहीं है। कालांतर में यही वस्तु-विनिमय आज क्रय-विक्रय का रूप लेकर समाज में उपस्थित है। वस्तु-विनिमय की भांति ही आज हम सहायता-विनिमय के बिना नहीं रह सकते। सहायता-विनिमय अपने विविध रूपों में सर्वत्र प्रचलित है। यह रीति हमारे सामाजिक नियमों में इतनी घुल-मिल गई

> परोपकार के समान धर्म नहीं और परपीड़ा के समान अधर्म नहीं।
> –*गोस्वामी तुलसीदास*

है कि सरलता से लोग इसे समझ नहीं पाते और इसे क्रय-विक्रय की संज्ञा भी दे देते हैं।

आपके पास बहुत अधिक धन रह सकता है, परंतु यदि किसान आपके लिए अनाज न उपजाएं तो आप धन तो खाएंगे नहीं। ठीक इसी तरह किसान भी वस्त्र, शिक्षा, गृह-निर्माण जैसे कार्यों को अनाज से प्राप्त नहीं कर सकता। वस्तु-विनिमय अथवा क्रय-विक्रय भी सहायता का एक अलक्षित रूप है, जिसे सामाजिक मान्यता में सहायता नहीं माना जाता है, परंतु सूक्ष्मता से देखने पर यह भी एक सहायता का ही रूप है। लोग इसे सहायता के रूप में न देखकर प्रयोजन के रूप में देखते हैं। यह अनुचित दृष्टिकोण व्यक्ति के भीतर अहंकार और घमंड उत्पन्न करता है। परंतु साधारण व्यक्ति के लिए इस विषय की गंभीरता में जाना सरल नहीं है। जरा कल्पना कीजिए, यदि कोई छोटी-से-छोटी वस्तु आपको सरलता से न मिले, तो आपके पास पड़े धन का क्या महत्व है। उदाहरणार्थ, यदि आपके शहर या मुहल्ले-गांव के बाजार में नमक जैसी साधारण वस्तु उपलब्ध न हो और यही स्थिति महीनों चलती रहे, तो नमक बनाने वालों का तथा उसे लाने और बेचने वालों का महत्व बड़ी सरलता से समझ में आ जाएगा। तभी आपको पता चलेगा कि ये लोग नमक बनाकर, लाकर और बेचकर आपकी कितनी सहायता करते हैं। मूलतः हमारे लिए ऐसी घटनाओं में सेवा की ही प्रधानता होती है, पर हम उसे गौण कर देते हैं और दूसरे के लाभ की ओर अधिक ध्यान देने लगते हैं। सोचते हैं कि नमक बेचने वाला हमें नमक देकर हमारी कोई सेवा नहीं कर रहा है, अपितु वह धन उपार्जन हेतु ऐसा कार्य कर रहा है। यह सच है कि उसे इस कार्य से धन की प्राप्ति हो रही है, परंतु आपकी कितनी सेवा हो रही है, इस ओर भी थोड़ा ध्यान दीजिए।

किसी की सहायता कई प्रकार से की जा सकती है, परंतु उसका मुख्य ध्येय व्यक्ति को अभावमुक्त अथवा कष्टमुक्त करना ही है। जिस सहायता से जितने अधिक समय के लिए हम किसी के दुख, कष्ट, क्लेश और अभाव को मिटा सकते हैं, वह उतनी ही बड़ी सहायता मानी जाती है। किसी भूखे व्यक्ति को इतना धन दे देना कि वह एक दिन भोजन कर ले, निश्चय ही उसकी सहायता है। परंतु यह सहायता उसे उसके कष्ट और क्लेशों से मात्र एक दिन के लिए ही मुक्ति दिला सकती है। यदि उसी व्यक्ति की कोई ऐसी सहायता कर दी जाए, जिससे

उपकार करने की वृत्ति रखने वाला संसार में दुखी नहीं हो सकता।
—महात्मा गांधी

एक-दो महीने तक वह खा-पी सके या उसका उपभोग कर सके, तो यह निश्यच ही पहले प्रकार की सहायता से बड़ी सहायता होगी। और यदि किसी व्यक्ति की ऐसी सहायता कर दी जाए, जिससे वह वर्षों तक वस्तु का उपयोग या उपभोग कर सके, तो यह उससे भी बड़ी सहायता होगी। यदि एक व्यक्ति के स्थान पर अनेक व्यक्ति लाभान्वित हो सकें, तो यह और भी बड़ी सहायता होगी जैसे–कुआं खुदवा देना, अस्पताल बनवा देना, धर्मशाला, स्कूल, आदि का निर्माण करवा देना। अगर आप इन सब को सूक्ष्मता से देखें, तो ऐसा लगेगा कि कोई भी मनुष्य स्कूल, धर्मशाला, अस्पताल और कुओं से थोड़ी-थोड़ी देर के लिए ही लाभान्वित हो सकता है। स्कूल में व्यक्ति आठ-दस वर्षों तक पढ़ सकता है, अस्पताल में रोगी होने के उपरांत ही यदा-कदा जा सकता है, एक स्थान से दूसरे स्थान पर जाते समय कुछ अवधि के लिए धर्मशाला का उपयोग कर सकता है, कुएं का और अधिक समय तक उपयोग किया जा सकता है। ये सभी भौतिक सहायता व्यक्ति के लिए दूसरी श्रेणी की सहायता है। शारीरिक सहायता मात्र कुछ ही देर के लिए प्रभावकारी होती है, उससे यह उच्च कोटि की सहायता होगी, क्योंकि इनसे अधिक दिनों तक अधिक व्यक्ति लाभान्वित हो सकते हैं, पर यह भी कुछ दिनों के बाद समाप्त हो जाती है। इसी सिद्धांत के अनुसार आप देखें तो सर्वोच्च सहायता तो वही है, जो सदैव के लिए व्यक्ति के कष्ट और क्लेशों का अंत कर दे। किसी के भी कष्ट और क्लेशों का अंत मात्र ज्ञान-दान और आध्यात्मिक-दान के अतिरिक्त अन्य किसी वस्तु से नहीं लिया जा सकता। दुख का मुख्य कारण ही अज्ञान है। किसी की अज्ञानता हटा देना या आध्यात्मिक सहायता प्रदान करना ही सर्वोच्च कोटि की सहायता है। मात्र इसी एक प्रकार की सहायता से ही व्यक्ति चरित्रवान बनकर अपने चरित्र में परिवर्तन कर संपूर्ण कष्ट और क्लेश से मुक्ति पा सकता है। आध यात्मिक बल ही मनुष्य को भली-भांति तृप्त और संतुष्ट कर सकता है। उसकी भौतिक आवश्यकतओं से भी उसे तब तक तृप्ति नहीं होगी, जब तक उसे आध यात्मिक बल प्राप्त न हो। आध्यात्मिक बल ने ही अतीत में अनेक मनुष्यों को देवत्व दिलाया। वैसे व्यक्ति ही सबसे अधिक शक्ति संपन्न और सर्वोच्च व्यक्तियों की श्रेणी में रखे जा सकते हैं। हमारे देश में विवेकानंद, अरविंद, महात्मा गांधी, विनोबा भावे जैसे महापुरुषों ने आध्यात्मिक ज्ञान की चरम सीमा प्राप्त कर संपूर्ण विश्व में भ्रातृत्व एवं सौहार्द की शिक्षा दी। इन सबों ने तथा अन्य अमरत्व प्राप्त किए हुए महापुरुषों ने जो पथ दिखाया है, वह यही है कि बौद्धिक और आध्यात्मिक

जो किसी का उपकार करना नहीं जानता, उसे किसी का उपकार पाने का कोई अधिकार नहीं। *–लैटिन लोकोक्ति*

सहायता से बड़ी कोई भी सहायता नहीं है। यदि आप एक व्यक्ति को भी कुछ बौद्धिक अथवा आध्यात्मिक ज्ञान दे सकें, तो निश्चय ही यह उसकी सबसे बड़ी सहायता होगी। उदाहरण के लिए भगवान बुद्ध को ही लें। उन्होंने न किसी को भोजन और वस्त्र दान दिया, न कोई कुआं खुदवाया, न धर्मशाला और अस्पताल ही बनवाए। वे तो स्वयं भिक्षा पर जीवित थे। उस समय कितने राजा और महाराजाओं ने सदावर्त दिया होगा, पर आज उन्हें कौन जानता है। भगवान बुद्ध द्वारा दी गई आध्यात्मिक सहायता युग-युगांतर तक लोगों के लिए पथ-प्रदर्शक बनी रहेगी। उन्हीं की देन है कि आज हम लोगों में करुणा, सहानुभूति, प्रेम, सेवा, आदि भावनाओं के प्रति आदर और श्रद्धा विद्यमान है।

यह खेद का विषय है कि व्यक्ति आज अध्यात्म से दूर होता जा रहा है। वह भौतिक सहायता को सहायता मानता है और आध्यात्मिक सहायता का सही मूल्यांकन करने में असमर्थ है।

जो थोड़ा-बहुत ज्ञान आपके पास उपलब्ध है, उसे दूसरों में बांटिए। इससे आपका ज्ञान कम नहीं होगा। एक दीपक से अनेक दीपक प्रज्वलित किए जाते हैं और इससे किसी दीपक के प्रकाश में कोई कमी नहीं आती।

अनेक दीपकों के आलोक में समाज पूर्णतः आलोकित हो जाता है। आप जो भी जानते हैं, कला, व्यावहारिक ज्ञान, व्यापारिक ज्ञान अथवा किसी भी अन्य प्रकार का ज्ञान, तो उसे अपने तक ही सीमित न रखिए। मुक्त हृदय से इसे बांटिए, यह सर्वोच्च दान है और प्राप्तकर्ता के लिए भी सर्वोच्च सहायता है। कुछ महिलाएं एक महिला के घर इकट्ठी होकर गप कर रही थीं। मेजबान महिला ने आतिथ्य सत्कार में कोई कमी नहीं रखी। मिठाई, चाय, फल, आदि से अपनी सहेलियों का स्वागत किया। यह सब उसके द्वारा बनाए गए एक नए स्वेटर की तैयारी के उपलक्ष्य में हो रहा था। अतिथियों द्वारा नए स्वेटर की प्रशंसा के पुल बांधे जा रहे थे। मेजबान महिला अति प्रसन्न और प्रफुल्लित हो रही थी, परंतु जब उससे उसकी एक सहेली ने कुछ दिनों के लिए उस स्वेटर की मांग की, तो उक्त महिला समझ गई कि वह निश्चय ही इसके डिजाइन को उतार लेना चाहती है, अतः उसने बड़ी सरलता से बात टाल दी और स्वेटर को वहां से बहाना बनाकर हटा दिया। एक इतना छोटा ज्ञान भी ईर्ष्या और द्वेष के वशीभूत होकर लोग अपने मित्रों को नहीं

अपना उपकार ही दूसरों का उपकार है। जो अपना उपकार नहीं कर सकता, वह दूसरों का उपकार क्या करेगा।

—प्रेमचंद, *कायाकल्प*

देना चाहते। यह उनकी एक बहुत बड़ी भूल है। उस महिला ने सैकड़ों रुपए अपनी सहेलियों पर खर्च किए, अपनी महत्ता की भावना को जीवित रखने के लिए, परंतु वह ईर्ष्या-द्वेष से प्रभावित होकर इस छोटे ज्ञान को भी अपनी सहेलियों में नहीं बांट सकी।

व्यक्ति के भीतर पोषित हो रही अहं की भावना, उसकी महत्ता की भावना, जहां उसे अनेक तरह के दान और सहायता देने को प्रेरित करती हैं, वहीं उसके भीतर ईर्ष्या को भी जन्म देती हैं। ईर्ष्यालु और अज्ञानी व्यक्ति किसी की सहायता करना नहीं चाहता है और इस संबंध में अनेक तर्क प्रस्तुत करता है।

आइए विचार करें, सोचें कि हम किसी की सहायता क्यों करते हैं और क्यों नहीं करते हैं? सहायता करने का एक कारण हमारा अहं है। हम अपनी प्रतिष्ठा, नाम, यश से प्रभावित होकर जहां सहायता करते हैं, वहीं जब इसी अहं से हमारे भीतर ईर्ष्या का प्रादुर्भाव हो जाता है, तो हम दया, करुणा आदि से दूर हट जाते हैं। अपनी महत्ता के भाव के अतिरिक्त दया, करुणा, प्रेम के वशीभूत होकर ही हम दूसरों की सहायता करते हैं। ऐसा कभी आपने सोचा है कि आप दूसरों के प्रति दया, करुणा तथा सहानुभूति क्यों करते हैं? दूसरों को कष्ट, क्लेश और अभाव में देखकर आपका हृदय क्यों द्रवित हो जाता है? एक कठोर-से-कठोर हृदय का व्यक्ति भी किसी घटना से प्रभावित होकर थोड़ी देर के लिए दया, करुणा और सहानुभूति में डूब जाता है। लाखों व्यक्तियों को मार डालने वाला अशोक-चण्ड करुणा से अभिभूत होकर प्रियदर्शी अशोक क्यों बन गया? सोचिए यह सब क्यों होता है।

इस सबके पीछे व्यक्ति के भीतर ऐक्य और समग्रता की भावना काम करती है। सर्वत्र समदर्शन से उत्पन्न सहानुभूति का भाव व्यक्ति को विचलित कर देता है। वह उसे सत्य के समीप ले जाता है। सत्य क्या है? प्रत्येक व्यक्ति के भीतर विद्यमान उसकी आत्मा की एकरूपता, क्योंकि सभी प्राणियों की आत्मा परमात्मा का ही एक सूक्ष्म अंश है। वह दूसरे के कष्टों को अपना कष्ट समझने लगता है और ऐसा अनुभव करने लगता है कि यह घटना उसी पर घटित हो रही है। यह सब कुछ इतनी सरलता से होती है कि साधारण व्यक्ति मानसिक उद्वेग में सब भूल जाता है और सहानुभूति से प्रेरित होकर कार्य करने लगता है। वह स्वयं नहीं जानता है कि वह ऐसा क्यों कर रहा है। यही सम्राट अशोक के साथ भी हुआ था। युद्ध

> उपकार करके कहना बैर करने के बराबर है।
> —नीतिवाक्यामृत

में लाखों मृतकों और घायलों को देखकर उन्होंने स्वयं अपने में भी उनकी दशा का अनुभव किया। माताओं, विधवाओं और बच्चों की चीत्कार से उन्हें ऐसा लगा कि यह सब कुछ उनके साथ ही घटित हो रहा है और उसने जीवन पर्यंत युद्ध न करने की कसम खा ली। मैंने अनेक बार सिनेमा घरों में कारुणिक दृश्यों पर कई लोगों को रोते और सिसकते देखा है, आपने भी ऐसा अनुभव अवश्य किया होगा। इसका भी मुख्य कारण यही है कि व्यक्ति दुखित और पीड़ित व्यक्ति के स्थान पर स्वयं अपने आपको समझ लेता है। इससे उसके भीतर वे सभी मानसिक प्रतिक्रियाएं स्वतः होने लगती हैं, जो वैसी स्थिति में उस पीड़ित व्यक्ति के साथ होती हैं। यही कारण है कि कारुणिक दृश्यों पर वह अपनी प्रतिक्रिया रोक नहीं पाता है और सिसकने लगता है। स्त्रियां इससे अत्यधिक प्रभावित होती हैं, क्योंकि वे पुरुषों से कहीं अधिक संवेदनशील होती हैं।

दूसरों के दुख से दुखी होना, दूसरों की सहायता कर प्रसन्नता का अनुभव करना, दूसरों को अपने सदृश्य समझना, ऐसा भाव मात्र मनुष्य में ही नहीं है, पशु-पक्षियों में भी विद्यमान है। इसी से प्रभावित होकर वे अपनी शक्ति और सामर्थ्य के अनुसार जहां तक हो सकता है, कार्य करते हैं। हाथियों के लिए संरक्षित वनों में ऐसे दृश्य देखने को मिलते हैं। हाल ही में समाचार-पत्रों में मैंने पढ़ा था कि वन में मुख्य पथ पार करते समय हाथी के छोटे बच्चे को ट्रक से ठोकर लग गई, वह घायल होकर गिर गया। वह ट्रक तो निर्विरोध चला गया, परंतु कुछ देर में वहां अनेक हाथी इकट्ठे हो गए। रास्ता बंद हो गया। हाथी चीत्कार करने लगे और आने-जाने वाली कई अन्य गाड़ियों को तोड़-फोड़कर रख दिया। पक्षियों की ही बात ले लीजिए, कौआ जो हमारे देश में सर्वत्र पाया जाता है, इस भावना से सर्वाधिक प्रभावित रहता है। एक कौवे को कष्ट दिया जाए, या पकड़ लिया जाए, मार दिया जाए या घायल कर दिया जाए तो अपनी सहानुभूति जताने एवं एकत्व का भाव प्रदर्शित करने के लिए सहस्र कौए इकट्ठे हो जाएंगे। सहयोग, सहानुभूति, दया आदि ऐसी दैवीय, प्रवृत्तियां हैं, जो सभी जीवधारियों में विद्यमान हैं। ये मनुष्य तक ही सीमित नहीं हैं बल्कि एक पशु को भी कष्ट, पीड़ा और क्लेश में देखकर आपका मन द्रवित होता है। इस विषय पर यदि आप गंभीरता से चिंतन करें, तो समग्रता और सदृश्यता के अतिरिक्त कोई दूसरा सूत्र नहीं दिखाई देता है। तभी तो पीड़ित पशु की भी सहायता करके आप अपने में आनंद का अनुभव करते हैं।

फूल अपने लिए नहीं खिलता। दूसरों के लिए तुम भी अपने हृदय-कुसुम को प्रस्फुटित कर देना।
—बंकिमचन्द्र

ऐसी ही घटना प्रतिदिन हमारे समक्ष घटित होती रहती है। जैसे ही आप किसी दुखी, अभावग्रस्त और कष्टयुक्त व्यक्ति को देखते हैं, उसके संबंध में थोड़ा सोचते हैं। आप भी उसके दुख, कष्ट और अभाव से स्वयं को पीड़ित अनुभव करने लगते हैं और तब सहानुभूति की उत्पत्ति होती है। यह सब कुछ इतने वेग से होता है कि घटना के उपरांत भी लोग समझ नहीं पाते हैं। सड़क पर किसी दुर्घटनाग्रस्त व्यक्ति को देखकर अनेक अपरिचित व्यक्ति भी उसे उठाकर अस्पताल ले जाने के लिए व्याकुल हो जाते हैं। इन सब तथ्यों का मूल है व्यक्ति में निहित समग्रता और सदृश्यता की भावना। यह उसके भीतर पूर्व से पोषित पृथकता की भावना पर बड़ी वेग से विजय प्राप्त कर लेती है और व्यक्ति के भीतर की पृथकता की भावना थोड़ी देर के लिए पराजित हो जाती है। यह पृथकता की भावना उसे औरों से पृथक् करती है तथा उसका एक पृथक् स्वरूप और अस्तित्व बनाती है। यह भावना स्थायी नहीं है। यदि स्थायी होती, तो वह मनुष्य को एक क्षण के लिए भी नहीं छोड़ती। क्षुद्र-से-क्षुद्र व्यक्ति के भीतर भी पृथकता की भावना समग्रता और सदृश्यता की भावना से अनेक बार पराजित हो जाती है। सृष्टि का सार पृथकता में नहीं, समग्रता में निहित है, यही सत्य है। पृथकता अज्ञान है। पृथकता की भावना जितनी बलवती होगी, हम उतने ही कष्ट और क्लेश में फंसते जाएंगे। इसके विपरीत समग्रता और सदृश्यता की भावना हमें सदैव के लिए कष्टों और क्लेशों से मुक्ति दिलाती है। साधारण व्यक्ति भी कुछ समय के लिए इस पृथकता की भावना को दबाकर महापुरुष जैसा आचरण कर लेता है। वह प्रयास और अभ्यास नहीं करता है, अन्यथा वह अपनी पृथकता की भावना से और अधिक समय के लिए भी मुक्ति पा सकता है। एक साधारण व्यक्ति और एक महापुरुष में यही तो अंतर है। महापुरुष समग्रता और सदृश्यता से ही प्रेरित होकर अपना कर्तव्य निर्धारण करते हैं, और साधारण व्यक्ति पृथकता से। यदि पृथकता ही शाश्वत होती, तो कोई भी किसी की सहायता एक क्षण के लिए भी नहीं करता। जब हम दूसरे व्यक्ति को अपने से हर प्रकार से पृथक् समझ लेते, तो सड़कों पर दुर्घटनाग्रस्त व्यक्ति को अस्पताल ले जाने वाला, नदी में डूबते को बचाने वाला, अग्निकांड में जल रही झोपड़ियों को बुझाने जैसी विपदाओं में किसी की भी सहायता करने वाला कोई नहीं मिल पाता। परंतु होता इसके विपरीत है। प्रत्येक ऐसी आपदाओं के समय सहायता करने वाले व्यक्तियों की भरमार हो जाती है। मुझे कई बार ऐसी घटनाओं को बहुत समीप से देखने का अवसर मिला है और मैंने पाया है

प्राणों व धन से परोपकार करना चाहिए। परोपकार से प्राप्त पुण्य सैकड़ों यज्ञों से भी अप्राप्त होता है।   —*अज्ञात*

कि ऐसी घटनाओं में जितने व्यक्ति पीड़ित होते हैं, उनसे कई गुणा अधिक व्यक्ति अपना काम-काज छोड़कर सहायतार्थ उपस्थित हो जाते हैं। सत्य और शाश्वत तो सदृश्यता और समग्रता ही हैं। आज विश्व में जितने भी नीति, नियम, मूल्य प्रचलित हैं, सबों के मूल में यह समग्रता और सदृश्य विचार से प्रभावित हुआ, वह उतना ही उन्नत और सफल बन पाया। विश्व का कोई भी क्षेत्र हो, पारिवारिक, सामाजिक, राष्ट्रीय और अंतर्राष्ट्रीय, किसी क्षेत्र में सफलता का मापदंड यही रहा है कि आपने अपने विचारों को कितना अधिक समग्रता और सदृश्यता से प्रभावित किया तथा अपने व्यक्तिगत चरित्र से पृथकता को कितना अल्प किया।

समग्रता और सदृश्यता से सहानुभूति, दया, करूणा उत्पन्न होती है और इसी से प्रेरित होकर हम एक-दूसरे की सहायता करते हैं। जैसे ही व्यक्ति की पृथकता उसके भीतर की समग्रता पर विजय प्राप्त कर लेती है, उसमें कर्तापन का बोध हो जाता है और उसके अहंकार आगे आ जाते हैं। इससे व्यक्ति के भीतर अहंकार की भावना उत्पन्न होती है, जो उसकी सफलता के पथ में बाधक है। वह यह सोचने लगता है कि अमुक कार्य बिना मेरी सहायता के नहीं होता अथवा मैंने ही अमुक कार्य को किया है। यह एक भ्रामक विचार है। सेवा का प्रचार सेवा भावना की विरोधी है। इसीलिए तो कहा गया है कि सुकर्मों का अभिमान भी कुकर्मों से कम नहीं है अर्थात् भलाई करके भूल जाएं कि आपने कोई अच्छा कार्य किया।

अपने चरित्र में थोड़ा परिवर्तन कीजिए। सदैव याद रखिए कि किसने कब आपकी सहायता की और भूल जाइए कि आपने कब किसकी सहायता की। यह विचार आपके चरित्र में एक चमत्कारी परिवर्तन ला देगा। आपके कार्य करने की शैली ही बदल जाएगी। कार्य करने की ही नहीं, सोचने-समझने और बोलने में भी परिवर्तन हो जाएगा। सच तो यह है कि हम किसी की भलाई नहीं करते। किसी को हमारी भलाई की आवश्यकता भी नहीं है। किसी को कुछ देकर अथवा किसी की कुछ सहायता कर हम स्वयं अपना ही उपकार करते हैं। संसार इसलिए हमारे लिए अच्छा है कि हमें उपकार का अवसर प्रदान करता है। वस्तुतः इससे संसार का उपकार नहीं, बल्कि अपना ही उपकार होता है। दूसरों की सहायता करने में एक प्रकार की प्रसन्नता और आनन्द की अनुभूति होती है। यदि ऐसा नहीं होता, तो कोई किसी की सहायता नहीं करता। एक ऐसी प्रसन्नता और आनन्द जो अन्य

आदमी को चाहिए कि परोपकारी जीवन बिताए, न कि पापी। परोपकार करने वाले इस दुनिया में भी खुश रहते हैं और दूसरी में भी।
—भगवान बुद्ध

किसी प्रकार से भी प्राप्त की गई सुखद अनुभवों से श्रेष्ठ है और इसी अनुभूति को प्राप्त करने हेतु हम दूसरों की सहायता करते हैं। किसी को क्या पड़ी है कि नंगे, भूखे और ऐसे निर्धन, दुखी व्यक्तियों की बात सोचे, जिन्हें उसने कभी देखा भी नहीं है। विश्व के किसी भाग में हुए भूकम्प पीड़ित लोगों की सहायता के लिए ऐसे अनेक व्यक्ति दान देते हैं, जिन्हें उस देश, स्थान या उन लोगों से कोई संपर्क नहीं है। लेकिन ऐसा करने में उन्हें आनन्द का अनुभव होता है। इस प्रसन्नता का मूल कारण ही व्यक्ति की अदृश्य समग्रता है, जो एक-दूसरे को एक सुदृढ़ बंधन में बांधे हुए है। व्यक्ति जब समग्रता और सदृश्यता से प्रेरित होकर उपकार करता है, तो वह अपने को समग्रता में ही पाता है और यह समग्रता अमरता प्रदान करती है। यहीं पर उपकार से वह मुक्ति लाभ करता है। मुक्ति का अर्थ है : वह अपनी पृथकता की भावना को खोता जाता है और समग्रता की भावना को ग्रहण करता जाता है। समग्रता अर्थात् सब में अपने को पाने की भावना। जब सबों में वह अपने को देखने लगता है और अपने में सबों को देखने लगता है, तो दूसरों के कष्ट, क्लेश और आनन्द उसके ही अपने कष्ट, क्लेश और आनन्द बन जाते हैं। परमार्थ में डूबकर वह अपने ही कल्याण करता है। आज विश्व में मदर टेरेसा का नाम कौन नहीं जानता है, यह परोपकार और सेवा भाव का ही एक उज्ज्वल दृष्टांत है, जिसने उन्हें अमरत्व प्रदान कर दिया। अतः यह स्पष्ट है कि जो मुक्ति भक्ति, ज्ञान, प्रार्थना से प्राप्त होती है, वह परोपकार और परमार्थ से प्राप्त हो जाती है। यही व्यक्ति के व्यक्तित्व और उसके चरित्र की चरम स्थिति है। जैसा कि कहा गया है :

श्लोकार्द्धने प्रवच्छामि यत् उक्तम् ग्रन्थ कोटिभिः,
परोपकाराय पुण्याय पापाय पर पीडनम्॥

अर्थात् इस आधे श्लोक में ही करोड़ों ग्रंथों का सार है कि परोपकार करना ही पुण्य है और दूसरों को कष्ट देना ही पाप है।

जिसमें उपकार वृत्ति नहीं, वह मनुष्य कहलाने का अधिकारी नहीं।
–महात्मा गांधी

चारित्रिक पवित्रता बनाए रखिए

ईसा मसीह ने कहा है, "पवित्र हृदय वाले धन्य हैं, क्योंकि वे ईश्वर के दर्शन करेंगे"। पवित्रता ही सत्य है, और सत्य ही शाश्वत है, तभी तो कहा गया है कि :

**"सत्यमेव जयते नानृतम्
सत्येन पन्था विततो देवयानः"।** —मुण्डकोपनिषद् 3/1/6

अर्थात् सत्य की ही जय होती है, मिथ्या की नहीं। सत्य के ही मध्य होकर देवयान मार्ग अग्रसर हुआ है। सत्य ही सृष्टि का सार है, मूल है और इसी पर आधारित यह संपूर्ण सृष्टि है। सत्य के प्रतिकार में मनुष्य ने मिथ्या को जन्म दिया, मिथ्या के प्रतिकार से सत्य की उत्पत्ति नहीं हुई है। प्रत्येक व्यक्ति में सत्य विद्यमान है। यह दिव्य प्रकाश है, आत्मा की ज्योति है, जो व्यक्ति के चरित्र को आलोकित करती है। यह पवित्र है और शाश्वत है।

व्यक्ति के संबंध में जब पवित्रता की बात उठती है, तो उसका अर्थ होता है— व्यक्ति की चारित्रिक पवित्रता। चारित्रिक पवित्रता अर्थात् व्यक्ति के चरित्र की पवित्रता। पवित्रता ही आध्यात्मिक सत्य है। मन, वचन और कर्म से पवित्र होना ही सच्ची पवित्रता है। जब व्यक्ति के चरित्र में दया, करुणा, प्रेम, सहानुभूति, क्षमा, विनम्रता, सत्य, सरलता, अहिंसा, हृदय में कुटिलता का न होना, निष्कपट भाव आदि सुंदर विचारों का उद्भव होता है, तब घृणा, ईर्ष्या, क्रोध, काम, लोभ, मद चिंता, निराशा आदि का स्वतः ह्रास होने लगता है। निर्मलता और पवित्रता उसके चरित्र को, मन को आलोकित करती है। उसके भीतर दिव्य प्रकाश आलोकित होने लगता है और वह अपने में ही उस परम् पिता परमात्मा की अनुभूति प्राप्त करता है।

> मनुष्य की महानता उसके कपड़ो से नहीं अपितु उसके चरित्र से आंकी जाती है। —महात्मा गांधी

आज के भौतिक युग में एक मिथ्या विचार व्यक्ति को सदैव उत्तेजित करता रहता है। कुछ कपटी और धूर्त व्यक्तियों ने संपूर्ण समाज में इस मिथ्या विचार का ऐसे सुनियोजित ढंग से प्रचार-प्रसार किया है कि प्रायः व्यक्ति उसे सच मानता है। उनका विचार है कि आज बिना कपट, छल, झूठ, बेईमानी के कोई उन्नति नहीं कर सकता है। यही सामाजिक मान्यता बनती जा रही है। वैसे लोगों का यह भी मानना है कि साधारण व्यक्ति धीरे-धीरे नैतिकता से दूर होता जा रहा है। यही विचार व्यक्ति की पवित्रता पर सबसे अधिक कुठाराघात करता है। भोले-भाले साधारण बुद्धि वाले तथा अविकसित विवेक वाले व्यक्ति ऐसे विचारों के चक्रव्यूह में फंस जाते हैं और अपना सर्वस्व गंवा देते हैं। व्यक्ति स्वभाव से निर्मल और पवित्र है। सत्य उसका स्वभाव है और झूठ वह अपने स्वभाव के विरुद्ध ग्रहण करता है। किसी को भी सत्य के संबंध में सीखने की आवश्यकता नहीं पड़ती है। उसे मिथ्या ही सीखना पड़ता है। भय उसका महान शत्रु है। भय की उत्पत्ति ही व्यक्ति को सत्य से पृथक् करती है। भय ही बाल्यकाल से उसके मस्तिष्क में झूठ को जन्म देता है और उसे तब झूठ सीखना पड़ता है। इसी प्रकार प्रत्येक व्यक्ति में सत्य स्वाभाविक और प्राकृतिक है। आप स्वयं अपना आत्मनिरीक्षण कीजिए अथवा किसी अन्य साधारण व्यक्ति के ही चरित्र को ले लीजिए। प्रतिदिन प्रातः उठने से लेकर रात्रि सोने तक हम जितना भी कार्य करते हैं, उसमें अधिकतर कार्य अपने स्वभाव अथवा प्रकृति के सदृश्य ही करते हैं। मिथ्या अथवा झूठ का उन कार्यों में बहुत कम स्थान है।

व्यावहारिक जीवन में सत्य, निष्ठा और पवित्रता को व्यर्थ और बकवास की वस्तु समझने वाले व्यक्ति भी अपने अनैतिक दुष्कर्मों को सत्य, निष्ठा और पवित्रता के बल पर ही करते हैं। यह उनके चरित्र की दुर्बलता है कि अपने अनैतिक कार्यों पर वे नैतिकता का आवरण डालते हैं। यदि पवित्रता, सत्य, निष्ठा और ईमानदारी प्राकृतिक और स्वाभाविक नहीं होतीं, तो कोई भी व्यक्ति अपने अनैतिक दुष्कर्मों पर उनका आवरण चढ़ाकर उसे न्यायसंगत और तर्कसंगत बनाने का प्रयास नहीं करता।

पवित्रता स्वतः मनुष्य के हृदय से प्रस्फुटित होती है। इसके बिना आज के व्यावहारिक जीवन में भी उन्नति करना असंभव है। कुछ लोग जो अपने जीवन में पवित्रता को व्यर्थ की वस्तु समझते हैं, यदि उनके चरित्र का हम सूक्ष्मता से विश्लेषण करें, तो वहां भी हमें अपवित्रता से अधिक पवित्रता ही मिलेगी। मिथ्या विचारों से प्रभावित

जिस मनुष्य को अपने पर काबू नहीं है, वह दुर्बल चरित्र वाला है।
—कनफ्यूशियस

होकर उन्होंने अपने चरित्र में अपवित्रता को बसा लिया है और यह देखने का भी प्रयास नहीं किया है कि यदि वे कपट और बेईमानी के मार्ग को छोड़ सत्य, निष्ठा और पवित्रता के मार्ग पर चलते, तो परिणाम क्या होता? यह उनकी भीरू प्रकृति है, जो उन्हें इसका प्रयोग करने से रोकती है और उनके मन में ऐसे विचार उत्पन्न करती है कि जिस राह पर वे चल रहे हैं, उससे अच्छा कोई दूसरा मार्ग हो ही नहीं सकता। वैसे लोगों से मेरा विशेष आग्रह है कि प्रयोग के तौर पर भी यदि थोड़े दिनों के लिए भी अपने कुटिल मार्ग को छोड़कर निष्ठा, सच्चाई और पवित्रता के मार्ग पर चलने का प्रयास करें, तब उन्हें दोनों मार्गों पर तुलनात्मक लाभ-हानि सूची को बनाने में बड़ी सरलता होगी। कुटिल और अपवित्र मार्गों पर शायद कुछ भौतिक और तात्कालिक लाभ उन्हें मिल रहा हो, परंतु सत्य, निष्ठा, और पवित्रता के मार्ग ही चिर काल तक शांति और आनन्द प्रदान करते हैं। कुटिलता के मार्ग में उत्तेजना व्याकुलता और भय है। यह व्यक्ति के चरित्र को निर्बल और असहाय बना देता है।

नौकरी, व्यापार अथवा कोई भी अन्य व्यवसाय हो, बेईमानी, झूठ, कपट से बहुत दिनों तक समाज को अथवा दूसरे लोगों को धोखा नहीं दिया जा सकता है। कुछ समय के लिए कुछ व्यक्तियों को मूर्ख बना देना, धोखा दे देना संभव है, परंतु सदा के लिए सबों को धोखा देना असंभव है। दूसरों को धोखा देने से आपका मन कलुषित होता है। परिवार के अन्य सदस्यों और संपर्क में आने वाले अन्य व्यक्तियों पर इसका बुरा प्रभाव पड़ता है, व्यक्ति की आत्मा कलुषित हो जाती है और उससे निकलने वाला दिव्य प्रकाश आलोकित नहीं हो पाता है। इतनी बड़ी हानि को यदि कोई कुछ रुपयों अथवा किसी तात्कालिक लाभ से आंकता है, तो यह उसकी नासमझी और मूर्खता के अतिरिक्त कुछ नहीं कहा जा सकता है।

एक बार मुझे एक ऐसे व्यक्ति से बात करने का अवसर मिला था, जिसने अपने जीवन में कई हत्याएं और अपराध किए थे। विगत कुछ ही वर्षों से एक सज्जन द्वारा उस व्यक्ति को सुधारने के प्रयोजन से अपने व्यवसाय में उसे चौकीदार के रूप में रखा गया था। मात्र कुछ ही वर्षों में उस व्यक्ति के चरित्र में अभूतपूर्व परिवर्तन आ गया था और अपने कार्य के प्रति पूर्णरूप से ईमानदार था। वह कम पढ़ा-लिखा था। मैंने ऐसा अनुभव किया कि उस व्यक्ति के भीतर अपराध, हत्या और अपवित्रता की भावना का पूर्ण रूप से ह्रास हो चुका है। मात्र कुछ ही वर्षों में उसने अपने चरित्र में बड़ा परिवर्तन कर लिया है। एक बार मैंने उससे पूछा

हमारी प्रथम व प्रधान आवश्यकता है–चरित्र गठन।
–स्वामी विवेकानंद

था कि तुम्हें चौकीदार के रूप में कार्य करने के लिए तो इतने रुपए नहीं मिलते होंगे, जितना तुम पहले उपार्जन कर लेते थे। फिर भी कई वर्षों से तुम यह कार्य क्यों कर रहे हो? उसके उत्तर से मैं स्तब्ध रह गया था। उसने कहा, "मुझे बहुत कम वेतन मिलता है और इसी में मैं अपना और अपने परिवार का भरण-पोषण कर लेता हूं। मुझे कभी किसी प्रकार के अभाव का अनुभव नहीं होता। पूर्व में मैं जो अनावश्यक और अनुत्पादक कार्यों पर व्यय करता था, उसे पूर्णतः रोक देना पड़ा है। अब न तो उन कार्यों के लिए हमारे पास कोई समय है और न ही अर्थ।" जब मैंने पूछा कि अपने पूर्व के जीवन से और अपने इस कुछ वर्षों के जीवन काल में तुम कैसा अंतर अनुभव कर रहे हो? तो उसने मुझे बताया कि पहले उसका मन अत्यंत व्याकुल और भयभीत रहा करता था। अब वह शांत और भयमुक्त होकर अपने परिवार की उन्नति के लिए प्रयत्नशील है। उसे अपनी पत्नी और बच्चों से अत्यधिक प्रेम है और अब वह अपना अधिक समय इनके बीच उल्लास से व्यतीत कर पाता है। मेरा तीसरा प्रश्न था कि जब तुम्हारी वर्तमान जीवन शैली ही तुम्हें उचित और आनन्ददायक प्रतीत हो रही है, तो फिर तुमने पूर्व से ही उसे क्यों नहीं अपनाया? उसका स्पष्ट उत्तर था कि उसे इसका अनुभव नहीं था कि इतने कम रुपयों में भी किसी को मन की शांति मिल सकती है और उसने मिथ्या विचारों से प्रेरित होकर अनुचित मार्गों का अनुसरण कर लिया था। यदि इसका उसे थोड़ा भी अनुभव होता, तो वह उन मार्गों पर कभी नहीं गया होता। प्रायः ऐसा होता है कि जब व्यक्ति को मित्रों, परिजनों और अन्य लोगों द्वारा अनुचित को ही उचित और उसे ही शाश्वत मानने को प्रेरित किया जाता है, तो व्यक्ति सत्य और उचित से दूर हो जाता है और मिथ्या को ही सत्य मानकर उसे ही सत्य की अनुभूति मान लेता है। परंतु जब उसे सत्य और पवित्रता का आभास हो जाता है, जब वह उसका रसास्वादन कर लेता है, तब ही उसे दोनों अनुभूतियों का अंतर ज्ञात होता है।

समाज में प्रचलित मिथ्या और अपवित्र विचारों का इतना गहरा प्रभाव नई पीढ़ी के युवक-युवतियों पर पड़ रहा है कि उनमें से अनेक लोग भिन्न-भिन्न त्रुटिपूर्ण मार्गों पर चले जाते हैं। उसे ही सत्य मान लेते हैं और उसी को उचित सिद्ध करने का प्रयास करते हैं। अपने कर्मों के पक्ष में अनेक तर्क उपस्थित करते हैं, जिससे कुछ व्यक्ति शीघ्र प्रभावित होकर उनका अनुसरण करने लगते हैं। परिणाम यह होता है कि ऐसे युवा समाज की मुख्य धारा से पृथक् हो जाते हैं। जब उनको

> चरित्र जब एक बार गिर जाता है तब मिट्टी के बरतन की भांति चकनाचूर हो जाता है।
> —*माघ*

अपना लक्ष्य प्राप्त होता नहीं दीख पड़ता है, तब भी वे मार्ग को अनुचित अथवा दोषपूर्ण मानने को तैयार नहीं होते हैं, अपितु उनके भीतर लक्ष्य न प्राप्त करने के कारण क्रोध और वैमनस्यता बढ़ती जाती है, धीरे-धीरे उग्र रूप धारण कर लेते हैं, और बलपूर्वक अपने लक्ष्य को प्राप्त करने का प्रयास करते हैं। दूसरों को आतंकित कर, उन्हें भयभीत कर उन्हें अपने मार्ग पर चलने को बाध्य करते हैं। समाज की शांति को भंग करते हैं और नाना प्रकार से समाज में विभिन्न अपवित्र विचारों को आंधियां उड़ाकर लोगों को पथ भ्रमित कर देते हैं। वैसे व्यक्ति यह भूल जाते हैं कि शांति ही शाश्वत है। वही शक्तिशाली, स्थायी और सुखदायक है। आंधी, जो वेग से आकर उथल-पुथल मचा देती है, सदैव अस्थिर क्षणभंगुर और हानिकारक है। यह हवा की आंधी हो अथवा विचारों की, अपने साथ कितने लोगों को उड़ा ले जाती है। पर जब आंधी का वेग समाप्त हो जाता है तो पुनः वातावरण शांत हो जाता है। मात्र तब ही आंकलन किया जा सकता है कि उक्त आंधी ने हमें कितनी हानि पहुंचाई थी। यही बात वैचारिक आंधियों के संदर्भ में भी चरितार्थ होती है। प्रतिदिन नए तूफानी विचार आंधी के रूप में हमारे समाज में आते हैं। समाज की शांति भंग कर देते हैं। अनेक व्यक्ति इन्हीं विचारों को सत्य, शाश्वत और पवित्र मान लेते हैं। हिंसा, लूट, व्यभिचार, दुर्व्यवहार के कलुषित विचारों से प्रेरित होकर समाज में अनेक जघन्य अपराध प्रारंभ हो जाते हैं। जब उन्हें अपना लक्ष्य नहीं मिल पाता है, तब वे उग्र रूप धारण कर दूसरों को आतंकित करते हैं और अपने को प्रगतिशील और दूसरों को रूढ़िवादी विचारों वाले बतलाते हैं, परंतु जब तक आंधी शांत होती है, तब तक समाज का बहुत अधिक अहित हो गया होता है, तब उसकी पूर्ति करना बड़ा कठिन हो जाता है। उग्रवाद, आतंकवाद, अलगाववाद जैसे विचारों से प्रेरित व्यक्ति भी तब मानने लगते हैं कि उनके विचार अपवित्र और असत्य थे। समाज और व्यवस्था के प्रति उनका आत्म समर्पण तथा उनके भीतर समाज की मुख्य धारा में आने की ललक उन्हें असत्य और अपवित्र मार्ग छोड़कर पवित्रता, सत्य और शाश्वत विचारों को ग्रहण करने को बाध्य करता है। यही कारण है कि अनेक कुख्यात डाकू, आतंकवादी, उग्रवादी तथा हिंसक व्यक्ति भी अपने पूर्व के किए आपराधिक कार्यों को अनुचित और त्रुटिपूर्ण मानकर आत्म समर्पण किया करते हैं और समाज की मुख्य धारा में मिलकर शांति और पवित्रता का आनन्द लेते हैं। कुछ लोग आजीवन मिथ्या और अपवित्रता को ही सत्य मानकर

फूल खिलने दो, मधुमक्खियां अपने आप उसके पास आ जाएंगी। चरित्रवान बनो, जगत् अपने आप मुग्ध हो जाएगा।

—रामकृष्ण परमहंस

उसी में डूबते-उतरते रहते हैं और उसी की अनुभूति को सुखद मानकर सुख का अनुभव भी करने लगते हैं। यही व्यक्ति की सबसे बड़ी दुर्बलता है। किसी वस्तु के संबंध में बिना पूरी जानकारी प्राप्त हुए, उस वस्तु को ग्रहण करने योग्य नहीं मानना एक भयानक भूल है।

आप व्यवसाय से कुछ भी करते हों, चरित्र की पवित्रता सदैव हितकारी होगी। प्रयोग की दृष्टि से उसे कुछ दिनों के लिए आजमाकर देखिए, सुख-शांति, प्रेम और आनन्द के मूल्य को भौतिक वस्तुओं में आंकना असंभव है। और यही पवित्रता की देन है। इससे वंचित रहना परमात्मा के आशीर्वाद से वंचित रहना है।

आइए, आज संकल्प करें कि अपने चरित्र के दोषों को मिटाकर उसमें सदगुणों को उद्घाटित करेंगे। प्रेम, दया, करुणा, क्षमा, विनम्रता, सहानुभूति, मित्रता और भ्रातृत्व के भाव से अपने चरित्र को आलोकित करें। यही कल्याणकारी और मंगलमय है, इसी में शाश्वत आनन्द है, क्योंकि यही शाश्वत सत्य है।

www.ingramcontent.com/pod-product-compliance
Lightning Source LLC
Chambersburg PA
CBHW072147160426
43197CB00012B/2279
* 9 7 8 9 3 8 1 4 4 8 7 1 7 *